中医护理技术操作实训教学手册

白红华 / 著

汕头大学出版社

图书在版编目（CIP）数据

中医护理技术操作实训教学手册 / 白红华著． -- 汕
头：汕头大学出版社，2022.7
ISBN 978-7-5658-4734-9

Ⅰ．①中… Ⅱ．①白… Ⅲ．①中医学－护理学－手册
Ⅳ．① R248-62

中国版本图书馆 CIP 数据核字（2022）第 134545 号

中医护理技术操作实训教学手册

ZHONGYI HULI JISHU CAOZUO SHIXUN JIAOXUE SHOUCE

作　　者：白红华
责任编辑：宋倩倩
责任技编：黄东生
封面设计：中图时代
出版发行：汕头大学出版社
　　　　　广东省汕头市大学路 243 号汕头大学校园内　邮政编码：515063
电　　话：0754-82904613
印　　刷：廊坊市海涛印刷有限公司
开　　本：710mm×1000mm　1/16
印　　张：7.5
字　　数：130 千字
版　　次：2022 年 7 月第 1 版
印　　次：2023 年 3 月第 1 次印刷
定　　价：128.00 元
ISBN 978-7-5658-4734-9

前　言

  中医药是我国医学科学的特色与优势，是国家医药卫生事业的重要组成部分。一代代中医人的辛勤耕耘，为人类健康做出的贡献，使世界也认识到了中医药这个伟大宝库。近年来，党中央、国务院高度重视中医药事业的发展，制定了一系列保护、扶持、发展中医药的方针政策，为中医药发展提供了有力的政策保障。目前，我国着眼于继承和弘扬中医药，坚持扶持与规范并重，强化政策支持，制定了中医医师和诊所准入、中药管理、人才培养等制度。2022年3月29日，《"十四五"中医药发展规划》发布，规划要求：以习近平新时代中国特色社会主义思想为指导，深入贯彻党的十九大和十九届历次全会精神，统筹推进"五位一体"总体布局，协调推进"四个全面"战略布局，认真落实党中央、国务院决策部署，坚持稳中求进工作总基调，立足新发展阶段，完整、准确、全面贯彻新发展理念，构建新发展格局，坚持中西医并重，传承精华、守正创新，实施中医药振兴发展重大工程，补短板、强弱项、扬优势、激活力，推进中医药和现代科学相结合，推动中医药和西医药相互补充、协调发展，推进中医药现代化、产业化，推动中医药高质量发展和走向世界，为全面推进健康中国建设、更好保障人民健康提供有力支撑。

  随着中医药事业步入全面提升阶段，中医护理学科也不断向纵深发展。《全国护理事业发展规划（2021—2025年）》指出，"十四五"时期全面推进健康中国建设对护理事业发展提出了新要求。党中央、国务院作出全面推进健康中国建设的重要部署，要求以人民为中心，为人民提供全方位全周期健康服务。护理事业需要紧紧围绕人民健康需求，构建全面全程、优质高效的护理服务体系，不断满足群众差异化的护理服务需求。积极应对人口老龄化对护理事业发展提出了新任务。我国人口老龄化程度不断加深，这对护理服务特别是老年护理服务提出了迫切需求，需要有效增加老年护理服务供给。推动高质量发展为护理事业发展带来了新机遇。护理领域主要矛盾表现为人民群众的护理服务需求与供给相对不足之间的矛盾，需要进一步从护理体系、服务、技术、管理、人才等多维度统筹推动护理高质量发展，提高护理同质化水平。信息化技术的快速发展为护理事业创造了新条件。云计算、大数据、物联网、区块链、第五代移动通信（5G）等新一代信息技术与卫生健康服务深度融合，卫生健康领域新模式、新产业、新业态的不断涌现，为推动护理服务模式创新、提高护理服务效率、引领我国护理高质量发展提供了有力支撑。

随着健康观念的转变、老龄化社会的到来及疾病谱的改变，中医药的作用和地位越来越受到重视。中医护理学是中医学的重要组成部分，它具有独特的理论和技术，几千年来在保障我国人民的健康方面发挥了很大的作用。中医护理技术是中医护理学的重要组成部分，是临床护理实践中的重要手段，也是中医护理特色的体现，在中医临床护理工作中占有重要地位，它具有操作简便、疗效确切、患者易接受、成本低廉等特点，很受群众的欢迎。

2021—2025年是深化医药卫生体制改革的关键时期，人民群众对卫生保健的需求不断提高，特别是医院综合改革的深入推进，对护理工作提出了更高要求，更对中医护理工作的发展提出了新要求，如提高中医护理技术适用性、加强中医护理服务能力、优化中医护理人力配置等。

鉴于此，笔者编写了《中医护理技术操作实训教学手册》培训教材。本教材的编写坚持以中医理论为指导，在总结前人实践经验的基础上，结合近些年中医护理学术发展的成果，力求适应在职护理人员培训的实际需求，努力提高教材的规范性、针对性、实用性。本书主要阐述拔罐技术操作、闪罐技术操作、平衡火罐技术操作、艾条灸技术操作、温针灸技术操作、吕氏脐药灸技术操作。

本书不仅可作为各级中医、中西医结合医院及社区在职护士的培训教材，也适合作为中医院校护理专业学生的配套教材。

笔者在编写本书的过程中，借鉴了许多专家和学者的研究成果，在此表示衷心的感谢。本书研究的课题涉及的内容十分宽泛，尽管笔者在写作过程中力求完美，但仍难免存在疏漏，恳请各位专家批评指正。由于时间仓促，书中难免存在不足之处，敬请各位同仁予以指正，以便进一步修订完善。

目　　录

第一章　拔罐技术操作

●【概念】

拔罐疗法是以罐为工具，利用燃烧、抽吸、挤压等方法，排除罐内空气形成负压，使之吸附于体表腧穴或患处，以至局部皮肤充血、瘀血，从而达到治疗目的的一种方法。常用的拔罐疗法有拔火罐法、拔水（药）罐法、负压吸罐法。

●【理论】

(一) 中医上拔火罐的原理

中医认为，拔罐可以开泄腠理、扶正祛邪。疾病是由致病因素引起机体阴阳的偏盛偏衰、人体气机升降失常、脏腑气血功能紊乱所致。人体受到风、寒、暑、湿、燥、火、毒、外伤的侵袭或情志内伤后，即可导致脏腑功能失调，产生病理产物，如瘀血、气郁、痰涎、宿食、水浊、邪火等，这些病理产物又是致病因子，通过经络和腧穴走窜机体，逆乱气机，滞留脏腑，瘀阻经脉，最终造成种种病症。拔罐产生的真空负压有一种较强的吸拔力，其吸拔力作用在经络穴位上，可将毛孔吸开并使皮肤充血，把体内的病理产物从皮肤毛孔中吸出体外，从而使经络气血得以疏通，使脏腑功能得以调整，达到防治疾病的目的。

中医认为，拔罐可以疏通经络、调整气血。经络有行气血、营阴阳、濡筋骨、利关节的生理功能，如经络不通则经气不畅，经血滞行，可出现皮、肉、筋、脉及关节失养而萎缩、不利，或血脉不荣、六腑不运等。通过拔罐对皮肤、毛孔、经络、穴位的吸拔作用，可以引导营卫之气始行输布，鼓动经脉气血，濡养脏腑组织器官，温煦皮毛，同时使虚衰的脏腑机能得以振奋，畅通经络，调整机体的阴阳平衡，使气血得以调整，从而达到健身、祛病、疗疾的目的。[①]

---

① 朱兵.拔罐疗法：亘古与永恒[J].陕西中医药大学学报，2019，42(05)：1-4，15.

（二）拔罐的作用机制

1. 负压作用

在火罐负压吸拔的时候，人体皮肤表面有大量气泡溢出，从而加强局部组织的气体交换。负压使局部的毛细血管通透性发生变化以至毛细血管破裂，少量血液进入组织间隙，从而产生瘀血，红细胞受到破坏，血红蛋白释出，出现溶血现象，在机体自我调整中产生行气活血、舒筋活络、消肿止痛、祛风除湿等功效，产生一种良性刺激，促使其恢复正常功能。

2. 温热作用

拔罐疗法对局部皮肤有温热刺激作用，使热寒得以交换。以火罐、水罐、药罐最为明显。温热刺激能使血管扩张，促进血液循环，改善充血状态，加快新陈代谢，使体内的废物、毒素加速排出，改变局部组织的营养状态，增强血管壁通透性、白细胞和网状细胞的吞噬活力、局部耐受性和机体的抵抗力，起到温经散寒、清热解毒等作用，从而达到促使疾病好转的目的。

3. 调节作用

拔罐疗法的调节作用是建立在负压或温热作用基础之上的。首先是对神经系统的调节作用。由于溶血等给予机体一系列良性刺激，作用于神经系统末梢感受器，经向心传导，到达大脑皮层；加之拔罐疗法对局部皮肤的温热刺激，通过皮肤感受器和血管感受器的反射途径传到中枢神经系统，从而发生反射性兴奋，借以调节大脑皮层的兴奋与抑制过程，使之趋于平衡，并加强大脑皮层对身体各部分的调节功能，使患部皮肤相应组织的代谢旺盛，吞噬作用增强，促使机体恢复功能，阴阳失衡得以调整，使疾病逐渐痊愈。其次是调节微循环，促进新陈代谢。此外，由于拔罐后出现溶血现象，随即机体会产生一种类组织胺的物质，该物质随体液周流全身，刺激各个器官，增强其功能活力，有助于机体功能的恢复。

4. 不同拔罐疗法的不同作用

在拔罐共性作用的基础上，不同的拔罐疗法各有其特殊的作用。如走罐具有与按摩疗法、保健刮痧疗法相似的作用，可以改善皮肤的呼吸和营养，有利于汗腺和皮脂腺的分泌。其可增强关节、肌腱的弹性和活动性，促进周围血液循环；可增加肌肉的血流量，增强肌肉的工作能力和耐力，防止肌萎缩;可加深呼吸,增强胃肠蠕动,兴奋支配腹内器官的神经,提高胃肠等脏器的分泌功能;可加速静脉血管中的血液回流,降低大循环阻力,减轻心脏负担,调整肌肉与内脏血液流量及贮备的分布情况。缓慢而轻的手法对神经系统具有镇静作用;急速而重的手法对神经系统具有一定的兴奋作用。

(三) 拔罐的工具

1. 竹罐

用直径 3 ~ 5 cm 坚固无损的竹子,截成 6 ~ 8 cm 或 8 ~ 10 cm 长的竹管,一端留节作底,另一端作罐口,用刀刮去青皮及内膜,制成形如腰鼓的圆筒,用砂纸磨光滑,使罐口光滑平正。竹罐的优点是取材容易,经济易制,轻巧,不易被摔碎;缺点是容易燥裂、漏气,吸力不强。

2. 陶罐

陶罐即用陶土烧制而成,罐的两端较小,中间略向外凸出,状如瓷鼓,底平,口径大小不一,口径小者较短,口径大者略长。这种罐的优点是吸力强,但较重,容易被摔碎或损坏。

3. 玻璃罐

玻璃罐是在陶罐的基础上,改用玻璃加工而成,其形如球状,罐口平滑,分大、中、小三种型号。其优点是质地透明,使用时可直接观察局部皮肤的变化,便于掌握时间,临床应用较普遍。其缺点也是容易破碎。

4. 抽气罐

抽气罐即用青霉素、链霉素药瓶或类似的小药瓶,将瓶底切去磨平,磨光滑,瓶口的橡胶塞须保留完整,以便于抽气时使用。现有用透明塑料制成的抽气罐,上面加置活塞,便于抽气。这种罐亦易破碎。

(四) 拔罐的方法

1. 留罐法

留罐法又称坐罐法,是最常见的一种拔罐形式,适用于多种病症。留罐时间根据吸拔的部位 (如面部时间宜短,躯干四肢可长)、患者体质 (如强壮者多留,虚弱者少留)、病情 (病程长、症候顽固者多留,反之则少留) 等决定,一次 10 ~ 15 min,以局部出现红晕或瘀斑为宜。留罐法又有单罐法和多罐法两种形式。

(1) 单罐法:单拔一罐,用于病变范围较小的部位或压痛点,可根据病变或压痛范围选择单个适当口径的罐吸拔。

（2）多罐法：一次拔数个乃至数十个罐，一般用于病变范围较广泛者。采用此法时，可根据经络走向或解剖形态等情况，酌情吸拔数个或数十个罐，如某一区域肌肉劳损时可按肌肉的走向位置成行排列吸拔多个火罐，称为"排罐法"。排罐法适用于身体强壮、症状明显的患者，拔罐数目多而排列紧密（罐距小于 3 cm）。体质弱或症状不甚明显的患者，拔罐排列较稀疏（罐距大于 7 cm），称"散罐法"。

2. 闪罐法

闪罐法是指在单位时间内，在同一部位进行反复吸拔的方法，取大号或中号火罐，一手执罐，一手执缚有棉团的铁丝，以闪火法迅速将罐吸拔于患处，随即将罐取下，可连续进行数次，乃至数十次，直至皮肤出现红晕。既可在同一穴位上吸拔，也可在较大区域内进行。此法适用于外感风寒、肌肉痿软、皮肤麻木、功能减退的虚弱病症及脑卒中后遗症等。由于此法不会在皮肤上留下红晕或瘀斑，故较适合在面部使用。在操作时，应注意闪火入罐时速度要快，并快速送入罐底，切不可在罐口停留太久，以免罐口太热而烫伤皮肤。如果反复闪罐，罐体温度过热，应换另一个罐继续操作。

3. 走罐法

走罐法又称推罐法或拉罐法，适用于身体面积大而平坦、肌肉丰厚结实的部位，如背部、腰部。具体操作方法为：首先，在需要吸拔的位置上涂一层润滑油，以避免皮肤划伤；其次，采用闪火法将适当型号的罐吸拔于皮肤上。罐具吸住片刻，手握罐底，稍做倾斜，然后半边用力，前半边略提起，慢慢来回推移。常用的走罐法有以下三种。

（1）轻吸快推法：将罐内皮肤吸起 3～4 mm，以每秒钟推行 60 cm 的速度走罐，以皮肤呈潮红为度。此法适用于外感表证、皮肤麻木等病症。每日 1 次，每次 3～5 min，10 次为 1 个疗程。

（2）重吸快推法：将罐内皮肤吸起 6～8 mm，以每秒钟推行 30 cm 的速度走罐，以皮肤呈紫红为度。此法适用于经脉气血不通、脏腑功能失调的病症。使用部位常以背部膀胱经、背俞穴为主。每日 1 次，每次 3～5 min，10 次为 1 个疗程。

（3）重吸缓推法：将罐内皮肤吸起 8 mm 以上，以每秒钟推行 2～3 cm

的速度缓推，以皮肤呈紫红为度。此法刺激量最大，宜用于病程长、病情顽固的患者。每日 1 次，每次 3～5 min，10 次为 1 个疗程。

提示：实证逆经走罐，虚证顺经走罐。

4. 火罐法

火罐法是一种很常用的拔罐疗法，利用点火燃烧的方法排除罐内空气，形成负压，以吸附于体表。火罐排气常用的方法有以下六种。

（1）投火法。本法多用于侧面横拔位。操作时用镊子夹住酒精棉球或纸条，点燃后投入罐内，迅速将罐扣在应拔部位。此法简便易行，吸拔力也较强。

（2）贴棉法。本法适用于侧面横拔位。操作时首先将 0.5～1 cm² 的脱脂棉片四周拉薄后略吸酒精，贴于罐内上中段，点燃后迅速扣在应拔部位。注意棉片不宜太厚，吸取酒精不宜太多，否则易造成贴棉脱落及酒精流溢，烫伤患者。此法吸力强，也较安全，但操作比较麻烦。同时要注意扣罐正确，以免患者皮肤碰到棉片，造成灼伤。

（3）滴酒法。本法适用于各种体位。操作时在罐内底部滴入酒精数滴，保持罐口朝上，然后将罐横放，旋转 1～3 周，使酒精均匀地附于罐内壁上（勿使酒精沾到罐口，以免灼伤皮肤），点燃后手持罐底迅速扣在应拔部位。本法操作简单，不需其他辅助用品，适用于家庭保健。注意酒精不宜滴得过多，以免火焰随酒精流溢，灼伤患者。

（4）闪火法。本法适用于各种体位。操作时用镊子夹住酒精棉球，或用一根长约 10 cm 的粗铁丝，将一端用脱脂棉和纱布包裹成一小鼓槌状，吸取酒精，点燃后伸入罐内旋转片刻，迅速抽出棉球，将罐扣在应拔部位。需较大吸力时，可将燃烧的酒精棉球在罐内上中段壁上旋转涂擦，使酒精在罐壁燃烧，然后迅速抽出棉球并将罐扣在应拔部位。本法因罐内无火，较之其他火罐法更安全，且操作简单，可连续进行，特别适宜拔闪罐、排罐。但需注意棉球不宜吸取太多酒精，否则易流溢烧伤皮肤。

（5）架火法。本法适用于俯卧、仰卧的大面积部位及四肢肌肉丰厚的平坦部位，特点是不受燃烧时间的限制。操作时可选用以下两种方法：①用易燃的软布或软纸包住一枚铜钱或类似物品，将布或纸的四周折转向上约 3 cm，制成毽子形的点火架，然后置于吸拔部位，点燃布或纸角，也可将酒精棉球放在点火架顶端点燃，最后迅速将罐扣在应拔部位。②用不易燃、不传热、直径2~3 cm的物品，如胶木瓶盖、汽水瓶盖、木片、橘皮等，置于吸拔部位中心，再放一酒精棉球于其上，点燃后立即将罐扣上即可。

（6）弹簧架法。用1根直径0.5~1 mm的钢丝绕成弹簧状，放入火罐内，近罐底的一端扭成钩状，钩端部卷上1个棉球，悬挂在罐的中央。拔罐时，在棉球上滴几滴酒精，点燃后将罐扣在应拔部位即可吸住。此架可反复使用。

5.水罐法

水罐法即在罐内装入1/3~1/2的温水，闪火后迅速将水罐扣在治疗的穴位上或患处，此法适用于外感风寒、高热无汗、咳嗽、胃痛、风湿、腰痛等病症。本法可起到机械和温热的双重刺激作用，对某些疾病有良好的效果，但要求施术者操作熟练，患者主动配合。另外，还有利用蒸汽加热竹罐的方法，现已不常用。

6.药罐法

煮药罐法：用纱布将中药包好放入砂锅内，加入适量的水煎煮。煎沸后，将竹罐或木罐放入煮3~5 min，再将罐夹出，用干净的干毛巾迅速揩住罐口，以便吸取药液，降低罐口温度，保持罐内的温度。然后，趁热迅速将罐扣在患处或穴位上，手持罐稍加压按约30s，使之吸牢即可。

除煮药罐法外，还有贮药罐、酒药罐两种方法。贮药罐法是在抽气罐中装入1/2~2/3的药液，如紫苏水、生姜汁、风湿酒等，然后用注射器或抽气枪抽去空气，使罐吸拔于皮肤上。酒药罐法是将泡好的药酒滴入罐内，按前述火罐法中的滴酒法操作。

7.针罐法

针罐法全称留针拔罐疗法，是将毫针刺入穴位并在行针得气后留针，以针刺处为中心进行拔罐。留罐10~15 min，待皮肤红润、充血或瘀血时，将罐轻轻起下，然后将针起出。针罐法一般采用玻璃罐，这样可随时观察罐内皮肤的情况。在操作过程中应注意针柄不宜过长，以免触及罐底陷入体内。如在胸背部施针罐法应特别注意，因为罐内的负压可使针所刺深度改变，从而引起气胸。还可在针刺穴位得气后出针，不按压针孔，立即在出针的穴位上拔罐，并吸出少许血液或组织液。此法有针刺与拔罐的双重作用，可提高临床疗效，多用于单独拔罐疗效欠佳的顽固性痛痹、各种软组织急慢性损伤等病症。用针罐法时应该注意手法，防止滞针、断针。

8. 刺络拔罐疗法

刺络拔罐疗法又称刺血拔罐疗法或血罐法，是刺络与拔罐相结合的一种临床常用的治疗方法。临床操作有以下两种方法。

（1）在刺血后再进行拔罐，即对应拔部位的皮肤消毒后，用三棱针点刺出血或用梅花针在局部叩打后，再行拔罐，以加强刺血治疗的作用。此法多用于治疗丹毒、乳痈、跌打损伤致软组织损伤或瘀血等。一般留罐 10～15 min，起罐后用消毒干棉球擦净血迹，如有出血倾向、血小板减少、血友病或白血病，不可使用刺络拔罐。

（2）皮肤消毒后，用三棱针、粗毫针或平口小刀浅刺，刺激量分为轻刺、中刺、重刺三种。轻刺以皮肤出现红晕为度，中刺以微出血为度，重刺以点状出血为度。然后，在刺络处拔罐，留罐时间为 10～15 min，以出血量 5～10 mL 为度。起罐后，用消毒棉球擦干渗血，3～6 天治疗 1 次，5 次为 1 个疗程。虚寒体质的患者不可使用此法。

9. 挑痧拔罐疗法

挑痧拔罐疗法是拔罐与挑痧配合使用的一种疗法。使用时，先在选定的部位（经络穴位）拔罐（最好用走罐手法）。若留罐，时间应稍长，吸力应稍大，待皮肤出现紫红或紫黑斑块后起罐，再在皮肤出现紫红或紫黑较明显处（一般此处皮下有硬节，或大或小）用消毒针挑刺。每个部位挑刺 2～3 下，以皮肤渗血、渗液为度，然后用消毒棉球拭干，亦可涂 75 % 酒精或碘酒。此法可用于中暑、郁痧、闷痧、感染性发热、风湿痹痛、痛经、神经痛等病症。

10. 温罐疗法

温罐疗法指在留罐的同时，在治疗的部位上加用红外线、神灯、周林频谱仪等仪器照射，或用艾条温灸患部及罐体四周，以提高疗效，又可防止患者着凉。此法兼有拔罐和热疗的双重作用，多用于寒凉潮湿的季节，或有虚寒、寒湿的病症。

11. 刮痧拔罐疗法

刮痧拔罐疗法是刮痧与拔罐配合使用的一种治疗方法。一般可先刮痧后拔罐，亦可先拔罐后刮痧，前者较为常用。使用时先在选定部位（穴位）的皮肤上涂抹适量刮痧、拔罐润肤油（或乳），用水牛角刮痧板进行刮痧。若与走罐法配合，刮拭皮肤时间应略短，皮肤出现红色即可，并在其刮痧部位走罐。若与留罐法配合，刮拭时间可稍长，待皮肤出现红、紫或紫黑色时，再行留罐，留罐部位可以是穴位（包括阿是穴），亦可是病灶点。一般认为，在病灶点处拔罐对疏通经络气血、调整脏腑功能等有明显作用。此法广泛用于颈椎病、肩周炎、腰椎间盘突出症、腰肌劳损、坐骨神经痛、哮喘、膝关节疼痛和屈伸不利、高血压、痤疮等病症，均有显著疗效。

12. 艾灸拔罐疗法

艾灸拔罐疗法是艾灸与拔罐配合使用的一种疗法。一般是先在选定部位进行灸法，然后再拔罐，以艾灸的药物和温热作用来疏经通络、温经散寒，与拔罐同用可增强疗效。常用配合手法有以下两种。

（1）灸拔罐疗法。分直接灸拔罐与间接灸拔罐两种。直接灸即将艾绒搓捏成上尖底平的圆锥形艾炷，直接放在皮肤上面施灸。间接灸是施灸时在艾炷与皮肤之间隔垫某些物质（如隔一姜片叫隔姜灸，隔一蒜片叫隔蒜灸，隔一附子饼叫隔附子饼灸等）。上述灸法都应在患者感觉皮肤发烫时，换艾炷或隔垫物再灸，以皮肤潮红但不烫伤为度，灸后再行拔罐。隔姜灸拔罐疗法多用于腹痛、受寒导致腹泻等病症。

（2）艾卷灸拔罐疗法。分单纯艾卷灸拔罐与药条灸拔罐两种。用棉纸把艾绒裹起来做成圆筒形称为艾卷，艾卷内只有单纯艾绒称单纯艾卷或艾条，艾卷内除艾绒外加入药末而制成的艾条叫药条。将艾条（包括单纯艾条与药条）的一端点燃，对准施灸部位，另一端可用手或其他工具，如艾条支架等支持，燃端距皮肤 0.5～1 寸施灸，使患者局部有温热感而无灼痛感，一般每处灸 5～10 min，以皮肤稍起红晕为度。灸毕再行拔罐。艾灸拔罐疗法具有温经散寒作用，适用于风寒湿痹等证。

13. 按摩拔罐疗法

按摩拔罐疗法是指将按摩和拔罐相结合的一种拔罐方法。两者可先后分开进行，也可同时进行。特别是在拔罐前，根据病情先循经点穴和按摩，对于疼痛剧烈的病症及软组织损伤引起疼痛的患者，治疗效果十分显著。

按摩拔罐疗法主要为解结消灶，促进瘀斑吸收，以增加拔罐疗效。按摩拔罐疗法在临床多种病症中被广泛运用。

（五）拔罐的辅助材料

1. 燃料

酒精：作为拔罐的燃料具有火力猛、热量高、能迅速排出罐内空气、吸拔力强的特点。而且，一旦吸拔在皮肤上，火可迅速熄灭，不容易烫伤皮肤。

食用油：也可作为拔罐的燃料。但其缺点是燃烧较慢，且伴有烟雾，容易弄脏皮肤。

纸片：纤薄的纸片也可作为燃料使用。

2. 点火工具

火柴或打火机：拔火罐时用于点火。镊子或止血钳：用于拔火罐时夹持酒精棉球。蘸酒精时以不滴为度，过多则易滴到患者身上导致烫伤。

3. 润滑剂

拔罐疗法可以不用介质，但对于一些特定的拔罐疗法需要一些介质作为润滑剂，以防止皮肤划伤。如在行走罐手法时，需要用介质润滑，以免拉伤皮肤。常用介质有按摩乳、甘油、松节油、凡士林、植物油等。

4. 药物

药物主要用于浸泡罐具或涂抹于患处，以加强拔罐的治疗效果。药物配方主要是根据不同病情而选择的不同中草药。一般以活血化瘀、行气止痛、清热解毒、温经散寒等药物为主，如菊花、杏仁、连翘、红花等。

5. 消毒用品

在进行拔罐治疗前一般都要清洁皮肤、消毒罐具，此时就需要有消毒用品。拔罐选用的消毒用品一般是酒精脱脂棉球。进行刺络拔罐或使用水罐时，还应准备消毒液，如75％酒精或1％的苯扎溴铵（新洁尔灭）。

（六）拔罐的特点

1. 适应证广泛

拔罐疗法适应证广泛，凡是能够用针灸、按摩、中医、中药等方法治疗的疾病都可以使用拔罐疗法，尤其对于各种疼痛性疾病、软组织损伤、急慢性炎症、风寒湿痹证，以及脏腑功能失调、经脉闭阻不通所引起的各种病症均有较好的疗效。一些疾病应用现代医学手段治疗疗效不佳时，应用拔罐疗法往往奏效，即使对器质性病变，也有一定的疗效。

2.疗效显著

拔罐疗法不仅适应证广泛，而且疗效显著。有些疾病往往一次见效或痊愈。例如：一般的腰背部疼痛，在疼痛部位拔罐之后，立即感觉疼痛减轻或消失；外感风寒型感冒发热时，在大椎穴刺络拔罐后再在膀胱经走罐一次，多数患者即可痊愈。

3.简单易学

拔罐疗法本身来源于民间，许多百姓有病都会在家中自己进行拔罐治疗。拔罐疗法易于学习和运用，一般懂得中医针灸的医师，在很短的时间内即可掌握拔罐的操作技术，并能够临床应用。不懂中医针灸的人也可以在很短的时间内学会拔罐的一般操作技术，用于简单的家庭防病、治病。患者可在无任何痛苦、不用去医院的情况下康复，避免了服用药物给机体带来的不良反应，所以拔罐疗法是一种易于推广和普及的治疗方法。当然，想要彻底掌握拔罐疗法这门学科，做到精益求精、提高疗效，还需要较长时间的学习。

4.经济实用

采用拔罐疗法治疗疾病，不仅可以减轻患者的经济负担，而且可以节约大量的药品，尤其对于医疗条件比较困难的地区，以及流动性比较大的单位(如野战部队、地质勘探队)，拔罐疗法有其特殊作用，能够随时随地进行医疗工作，出门远行携带也十分方便。如果临时没有拔罐所需用品，也可找些杯子、罐头瓶等代替。

5.安全可靠

俗话说"是药三分毒"，药物本身的毒副作用常常让人们暗自担心，而苦涩难咽的药物让患者尤其是孩子每次吃药都成为一场"灾难"。采用拔罐疗法，只要按规程操作，就不会引起烫伤，并且无任何毒副作用，起到有病治病、无病强身的功效。

● 【目的】

(一)调节平衡

拔罐疗法对神经系统的良性刺激可通过末梢感受器，经向心传导至大脑皮质；对皮肤的良性刺激可通过皮肤感受器和血管感受器传到中枢神经系统，从而发生反射性兴奋，调节大脑皮质的兴奋与抑制过程，使之趋于平衡，因而加强了大脑皮质对身体各部分的调节和管制功能，促使病灶部位组织代谢作用增强，促进机体恢复，使疾病痊愈。

拔罐疗法可调节人体微循环，促进人体血液与组织间的物质交换；可调节毛细血管的舒缩功能，促进局部血液循环；可调节新陈代谢，改善局部组织营养；可调节淋巴循环功能，使淋巴细胞的吞噬能力加强，增强了机体的抗病能力，从而达到消除疾病、恢复机体正常功能的目的。

(二) 祛邪解表

拔罐疗法可拔出体内的风、寒、湿等邪毒，邪去而正安，扶助了正气。风、寒、湿邪入侵，引起机体麻痹疼痛，可采用刺络拔罐疗法祛除病邪，气血得以通畅，疼痛随之消除。

(三) 疏通经络

人体的经络，内属脏腑，外络肢节，纵横交错，网络全身，将人体内外、脏腑、肢节联成一个有机的整体，借以运行气血，濡养脏腑。若人体经络气血功能失调，正常的生理功能就会遭到破坏，疾病随之产生。拔罐疗法通过对经络、腧穴产生的负压效应，可以疏通经络中壅滞的气血，振奋脏腑功能。

(四) 通利关节

由于拔罐疗法具有祛风散寒、祛湿除邪、通脉行气的功能，因而可使关节通利、镇痛去痹。

(五) 吸毒排脓

拔罐疗法所产生的负压吸力很强，用以治疗痈毒疮疡、恶血瘀滞、邪毒郁结等外证有特效。未化脓时，采用针刺拔罐，可使毒邪排出，气血畅通，瘀阻消散；已化脓时，可吸毒排脓，清创解痛，促进疮口愈合。

(六) 延年益寿

随着年龄的增长，人体各个器官也会相继老化，疾病也会越来越多，即使没有疾病，随着机体的老化也会出现这样和那样的不适或不便。大多数老年疾病都与血管硬化有关，如脑动脉硬化出现的老花眼、心脏动脉硬化出现的冠心病等。另外，高血压、糖尿病、肾病综合征、肿瘤等都与血液循环有关。老年人血液黏滞度增高，血管壁增厚，管腔狭窄，血流缓慢，导致全身各个组织器官营养供应不足，毒性物质不能及时排出体外，附着在血管壁上，进一步使血管壁增厚变脆、管腔狭窄，同时毒性物质通过血管壁被组织器官重新吸收，所以容易引起许多疾病。

拔罐疗法可以刺激血管壁收缩和舒张，能增强血管壁的弹性，促进血液循环，增加全身各组织器官的营养供应，加速有毒物质的排泄，从而起到防治疾病、延年益寿的作用。

● 【适应证】

（1）瘀血阻络证：胁痛、肩周炎、腰痛、项痹、膝痹等。

（2）寒湿中阻证：胃痛、腹痛、泄泻、呕吐、痞满等。

（3）风寒袭表证：感冒、咳嗽、哮病、喘证、面瘫、头痛等。

（4）邪毒内蕴证：牙痛、疮疡、痈疖、毒蛇咬伤等。

（5）阴阳失调证：中风、偏瘫、失眠、肥胖症等。

● 【禁忌证】

（1）本身凝血机制不好、有自发性出血倾向或损伤后不易止血的患者，不宜使用拔罐疗法。

（2）皮肤病皮损部位，有传染性皮肤病、皮肤严重过敏、局部破损溃烂者不宜拔罐。

（3）外伤、骨折、静脉曲张、急性软组织损伤、大血管体表投影处、心尖搏动处及瘢痕处不宜拔罐。

（4）妊娠期女性的下腹部、腰骶部、乳房，以及合谷、三阴交、昆仑等穴位不宜拔罐。

（5）同一部位，不能天天拔罐。

（6）身体极度虚弱、形体消瘦、皮肤失去弹性而松弛者及毛发多的部位不宜拔罐。

（7）精神失常、精神病发作期、狂躁不安，以及有破伤风、狂犬病等痉挛抽搐不能配合拔罐者，不宜拔罐。

（8）恶性肿瘤患者不宜拔罐。

(9) 活动性肺结核患者，其胸腹部不宜拔罐。

(10) 醉酒、过饥、过饱、过度疲劳者均不宜拔罐。

以上所列禁忌证并不是绝对禁用该法，在有的阶段，有的疾病可以配用该疗法治疗。

●【评估】

(1) 患者当前临床表现、既往史、凝血机制、体质、心理状况。

(2) 患者拔罐部位皮肤情况、对疼痛的耐受程度。

(3) 罐口周围是否光滑、罐体有无裂痕、用火是否安全。

(4) 女性是否妊娠。

●【告知】

(1) 治疗过程中局部皮肤可能出现水疱。

(2) 由于罐内空气负压吸引的作用，局部皮肤会出现与罐口相当大小的紫红色瘀斑，数日后会自然消失。

(3) 治疗过程中局部可能出现水疱或烫伤。

●【准备】

(一) 护士准备

仪表大方、举止端庄、态度和蔼、衣帽整齐、洗手、戴口罩。

(二) 物品准备

治疗盘内放罐具(根据拔罐部位和拔罐方法选择合适的罐具，并检查罐具有无裂痕，罐口边缘是否光滑)、血管钳、95%酒精棉球、打火机、小口瓶、弯盘、纱布、治疗本等。

(三) 患者准备

核对患者基本信息，做好解释工作，以取得患者和(或)家属对执行该操作的知情同意及配合。协助患者取安全、舒适体位。

(四) 环境准备

环境整洁，光线明亮，温度适宜，注意遮挡。

● 【操作方法及步骤】

以火罐为例，拔罐技术的操作方法及步骤如下。

（1）松解患者衣物，充分暴露拔罐部位，注意保暖，根据医嘱确定拔罐部位和拔罐方法。

（2）一只手持火罐，另一只手持血管钳夹取95%酒精棉球（酒精棉球不宜过湿），点燃后快速伸入罐内中段旋转1~2圈。注意勿将罐口烧热，以免烫伤患者皮肤。

（3）将点燃的酒精棉球迅速取出，立即将罐扣在所选定的部位，检查火罐是否吸拔牢固。扣罐时，动作要轻、稳、准、快。

（4）将燃烧的酒精棉球放入小口瓶中灭火。

（5）留罐10~15 min。留罐时间应视患者拔罐反应与体质而定，皮肤浅薄处、年老者及儿童，留罐时间不宜过长。

（6）注意观察罐口与皮肤吸附情况、皮肤的颜色和患者的全身情况。若患者感到局部疼痛，或出现头晕、恶心、面色苍白、四肢厥冷等晕罐征象，应及时起罐。

（7）起罐时，一只手持罐具，另一只手拇指或示指按住罐口边缘的皮肤，使罐口与皮肤之间形成空隙，空气进入罐内，即可起罐。不可强拉或旋转罐具，以免引起患者疼痛，甚至损伤皮肤。

（8）后续处理。①起罐后用纱布清洁拔罐处皮肤，协助患者穿衣，取舒适体位，整理床单位，告知注意事项，再次核对医嘱。②按规定分类处理用物，使用过的罐具应消毒后备用。③洗手，记录。

● 【常见病治疗】

(一) 常见病症选穴

（1）腰痛：阿是穴、肾俞、命门、腰阳关、大肠俞。

（2）腹痛：中脘、下脘、大横、天枢、腹哀、腹结、下巨虚。

（3）感冒：大椎、肺俞、大杼、风门、风池。

（4）头痛：大椎、风池、肩井、完骨、风门。

（5）呕吐：脾俞、胃俞、足三里、大肠俞、手三里。

（6）肥胖症：中脘、天枢、阴陵泉、中极、丰隆、关元、气海、足三里等。

（7）项痹：阿是穴、大椎、风池、大杼、风门、颈夹脊。

（8）肩周炎：阿是穴、肩髃、肩井、肩贞、肩髎、天宗等。

（9）膝痹：阿是穴、外膝眼、内膝眼、鹤顶、阴陵泉、阳陵泉。

（10）牙痛：阿是穴、颊车、肩贞、曲池、胃俞。

（11）面瘫：患侧地仓、颊车、牵正、大迎、风池。

（二）穴位介绍

1. 肾俞

归经：足太阳膀胱经。

定位：第2腰椎棘突下，旁开1.5寸。

功效：益肾助阳，强腰利水。

2. 命门

归经：督脉。

定位：后正中线上，第2腰椎棘下凹陷中。

功效：培元固本，强健腰膝。

3. 腰阳关

归经：督脉。

定位：后正中线上，第4腰椎棘下凹陷中，约与髂嵴相平。

功效：祛寒除湿，利腰强膝。

4. 大肠俞

归经：足太阳膀胱经。

定位：第4腰椎棘突下，旁开1.5寸。

功效：理气降逆，疏调肠胃。

5. 中脘

归经：任脉。

定位：前正中线上，脐中上4寸，或脐与胸剑联合连线的中点处。

功效：和胃健脾，化湿降逆。

6. 下脘

归经：任脉。

定位：前正中线上，脐中上 2 寸。

功效：健脾消食，降逆止呕。

7. 胃俞

归经：足太阳膀胱经。

定位：第 12 胸椎棘突下，旁开 1.5 寸。

功效：和胃调中，祛湿消积。

8. 脾俞

归经：足太阳膀胱经。

定位：第 11 胸椎棘突下，旁开 1.5 寸。

功效：健脾和胃，益气统血。

9. 足三里

归经：足阳明胃经。

定位：犊鼻下 3 寸，胫骨前缘 1 横指处。

功效：健脾和胃，扶正培元，通经活络，升降气机。

10. 阳陵泉

归经：足少阳胆经。

定位：腓骨头前下方凹陷处。

功效：疏肝利胆，强健腰膝。

11. 大椎

归经：督脉。

定位：后正中线上，第 7 颈椎椎棘下凹陷中。

功效：清热解表，补虚宁神，通调经。

12. 大杼

归经：足太阳膀胱经。

定位：第 1 胸椎棘突下，旁开 1.5 寸。

功效：祛风解表，疏调筋骨。

13. 肺俞

归经：足太阳膀胱经。

定位：第 3 胸椎棘突下，旁开 1.5 寸。

功效：解表宣肺，清热理气。

14. 风池

归经：足少阳胆经。

定位：胸锁乳突肌与斜方肌上端之间的凹陷处，平风府穴。

功效：醒脑开窍，祛风清热，通经活络。

15. 天枢

归经：足阳明胃经。

定位：脐中 2 寸。

功效：疏调肠腑，理气健脾，和营调经。

16. 大横

归经：足太阴脾经。

定位：脐中 4 寸。

功效：除湿散结，理气健脾，通调肠胃。

17. 阴陵泉

归经：足太阴脾经。

定位：胫骨内侧髁后下方凹陷处。

功效：健脾利水，通利三焦，通经活络。

18. 中极

归经：任脉。

定位：前正中线上，脐中下 4 寸。

功效：益肾兴阳，通经止带，清热利湿。

19. 丰隆

归经：足阳明胃经。

定位：外踝尖上 8 寸，条口外 1 寸，胫骨前缘 2 横指（中指）处。

功效：健脾利湿，和胃降逆，疏通经络。

20. 关元

归经：任脉。

定位：前正中线上，脐中下 3 寸。

功效：培肾固本，清热利湿。

21. 手三里

归经：手阳明大肠经。

定位：阳溪与曲池连线上，肘横纹下 2 寸处。

功效：疏经通络，消肿止痛，调理肠胃。

22. 风门

归经：足太阳膀胱经。

定位：第 2 胸椎棘突下，旁开 1.5 寸。

功效：宣肺解表，祛风益气。

23. 颈夹脊

归经：经外奇穴。

定位：颈部督脉经的两侧，后正中线旁开 0.5 寸。

功效：疏经通络。

24. 膝眼

归经：经外奇穴。

定位：屈膝，在髌韧带两侧凹陷处。在内侧的称内膝眼，在外侧的称外膝眼（犊鼻）。

功效：活血通络，疏利关节。

25. 颊车

归经：足阳明胃经。

定位：下颌角前上方约 1 横指，当咀嚼时咬肌隆起，按之凹陷处。

功效：祛风通络，利节消肿。

26. 肩井

归经：足少阳胆经。

定位：肩上，大椎与肩峰端连线的中点上。

功效：祛风清热，通经活络，调理气机。

27. 肩髎

归经：手少阳三焦经。

定位：肩峰后下方，上臂外展时，于肩髃后，寸许凹陷中。

功效：祛风除湿，舒筋利节，升清降浊。

28. 肩贞

归经：手太阳小肠经。

定位：臂内收，腋后纹头上 1 寸。

功效：舒筋利节，通经散结。

29. 腹哀

归经：足太阴脾经。

定位：脐中上 3 寸，前正中线 4 寸。

功效：健脾和胃，理气调肠。

30. 腹结

归经：足太阴脾经。

定位：府舍上 3 寸，大横下 1.3 寸。

功效：理气散结，健脾温中。

31. 完骨

归经：足少阳胆经。

定位：耳后乳突的后下方凹陷处。

功效：通络宁神，祛风泻热。

32. 鹤顶

归经：经外奇穴。

定位：膝上部，髌底的中点上方凹陷处。

功效：祛风除湿，通利关节。

33. 下巨虚

归经：足阳明胃经。

定位：上巨虚下 3 寸。

功效：通调肠胃，通经活络，清湿化热。

34. 气海

归经：任脉。

定位：前正中线上，脐中下 1.5 寸。

功效：补气理气，温中补肾，调经固经。

35. 天宗

归经：手太阳小肠经。

定位：肩胛冈下窝中央凹陷处，约当肩胛冈下缘与肩胛下角之间的上 1/3 折点处取穴。

功效：疏经活络，理气消肿。

36. 曲池

归经：手阳明大肠经。

定位：屈肘呈直角，在肘横纹外侧端与肱骨外上髁连线中点。

功效：清热解表，调和气血，疏经通络。

37. 地仓

归经：足阳明胃经。

定位：口角旁约 0.4 寸，上直瞳孔。

功效：祛风通络，活血化瘀。

38. 牵正

归经：经外奇穴。

定位：面颊部，耳垂前 0.5～1 寸处。

功效：祛风清热，通经活络。

39. 大迎

归经：足阳明胃经。

定位：下颌角前下方约 1.3 寸，咬肌附着部前缘。当闭口鼓起时，下颌角前下方出现一沟形的凹陷中。

功效：祛风通络，消肿止痛。

40. 肩髃

归经：手阳明大肠经。

定位：肩峰端下缘，肩峰与肱骨大结节之间，三角肌上部中央。臂外展或平举时，肩部出现两个凹陷，当肩峰前下方凹陷处。

功效：舒筋利节，活血祛风，理气化痰。

（三）常见病的拔罐疗法

1. 感冒

病因：六淫外袭，以风邪为主。"风为百病之长"，风邪侵袭，每多兼夹，尤以夹寒、夹热之邪为多，或夹时疫之气。尤以身体虚弱，卫气不固，每遇气候变化、寒热失常时尤易罹患。

（1）配穴方 1。

大椎。

方法：采用刺络拔罐疗法。用三棱针点刺局部 2～3 下，立即在针刺部位拔罐，以微出血为度，留罐5~10 min 起罐。根据患者自觉症状消除程度决定拔罐次数。如病情不减，可在原部位连续拔罐1~2次，至症状消失为止。

主治：风寒感冒。

（2）配穴方2。

风门、列缺、外关。

头痛配风池、印堂；声哑配天突、鱼际，并可用照海。

方法：采用单纯拔罐疗法，留罐10~15 min，每日1次。

主治：流行性感冒。

（3）配穴方3。

主穴：风池、大椎、风门。配穴：膏肓、心俞、胆俞、委中。

方法：风寒感冒，采用单纯拔罐疗法，留罐10~15 min，或用走罐法、闪罐法，以皮肤潮红充血为度。风热感冒，采用刺络拔罐疗法或针罐法，留罐15~20 min。均为每日或隔日1次。

主治：各型感冒。

（4）配穴方4。

主穴：大椎、大杼、肺俞、膏肓、膈俞。配穴：气海、百会、印堂、太阳、神庭、头维。

方法：每次选主穴2~3个，配穴1~2个。留罐15~20 min，每日1~2次。

主治：风寒、风热型感冒。

（5）配穴方5。

大椎至胆俞的背部督脉及膀胱经两侧循行线。

方法：采用走罐法（涂刮痧油润滑患部），以皮肤紫红色为度，然后将罐留在大椎、肺俞上15~20 min。也可用排罐法，留罐10~15 min，每日或隔日1次，待症状改善后，改用3~5日1次。

主治：各型感冒。

（6）配穴方6。

背部膀胱经的循行线上（共4条）。

方法：令患者俯卧或在座位上伏案，光露背部，沿着膀胱经的循行线抹上刮痧油。然后取中号罐1只，把罐吸在患者背部，沿足太阳膀胱经循行线上下来回走罐多次，以循行线上的皮肤出现潮红为度。

四条循行线均应走罐。可把罐停在大椎穴上，留罐5 min，最后用纱布把油擦尽。每日1次。

主治：感冒。

2.头痛

头痛一症，既可单独出现，亦可并发其他疾病。中医认为，头痛一症，急性为"头痛"，慢性为"头风"。可分外感头痛和内伤头痛两大类。又因其病邪随经络而致，故又有前额痛、后头痛、巅顶痛和偏头痛之分。见证不同，治当详察。

病因：致因虽多，无非外感（六淫）和内伤（七情）所致。外感头痛，以风邪为多，因"风为百会之长"，为病每多兼夹，故又有风寒头痛、风热头痛、风湿头痛之分。内伤头痛，多因七情内伤、脏腑失调、气血不足所致。故又有肝火头痛、痰浊头痛、气滞血瘀头痛，或阴阳气血各有偏虚而引起血虚头痛、阴虚头痛、气虚头痛和阳虚头痛。

症状：急性头痛多为外感，慢性头痛多为内伤。

（1）配穴方1。

前额头痛取太阳、印堂；偏头痛取太阳；头顶及后头痛取大椎或百会。

主治：顽固性头痛。

（2）配穴方2。

大椎、风池、太阳。风寒头痛配风府、外关；风热头痛配曲池、肺俞；肝阳（火）头痛配百合、太冲（只点刺）、胆俞；痰浊头痛配中脘、丰隆、足三里；瘀血头痛配百会、膈俞；肾虚头痛配肾俞、气海、太溪。

方法：以上头痛均可采用单纯拔罐疗法，留罐15～20 min。均每日或隔日治疗1次。

（3）配穴方3。

按头痛的部位取穴。前额痛（阳明经），取印堂、上星、四白、解溪、大椎；偏头痛（少阳经），取太阳、胆俞、风池、足临泣、行间；后头痛（太阳经），取大椎、大杼、风池、风门、天柱、昆仑；巅顶头痛（厥阴经），取百会、风池、肝俞、太冲。

方法：采用刺络拔罐疗法或留针拔罐疗法。隔日 1 次，5 次为 1 个疗程。

3. 三叉神经痛

现代医学的三叉神经痛，统属祖国医学的偏头痛范畴。三叉神经痛是一种在三叉神经支配区内反复发作的短暂的剧烈疼痛，多见于女性，常在青春期发病，其中部分患者与月经周期有关。男性亦可发生，以中老年人为多。

病因：原发性三叉神经痛的特点是，多在三叉神经分布范围内反复出现阵发性、短暂（每次持续数秒至数十秒钟）、日发作数次，有电击样、刀割样、火灼样疼痛，来去突然。在鼻旁、口周、牙龈等处可有压痛点（扳机点），如果触及这些部位可以诱发，通常多发于三叉神经的上颌支（第二支）和下颌支（第三支），单发于眼支（第一支）者较少见。其痛多从上下唇、鼻翼、眼眶等处开始向外放射。本病多为慢性，可延至数年或数十年。反复发作，缠绵难愈。

（1）配穴方 1。

三叉神经第一支痛取攒竹、丝竹空、阳白、中渚；第二支痛取迎香、四白、禾髎、角孙、合谷；第三支痛取下关、大迎、颊车、翳风、内庭。风寒阻络型配风池、外关；风热阻络型配曲池、大椎；肝火上逆型配曲泉、侠溪、支沟；气虚血瘀型配膈俞、肝俞、关元、三阴交、足三里。

方法：均可采用单纯拔罐疗法。风寒阻络者可用闪罐法；风热阻络、肝火上逆者还可用刺络拔罐疗法；气虚血瘀者也可用留针拔罐疗法。以上均留罐 15～20 min，每日 1 次，10 次为 1 个疗程。

（2）配穴方 2。

大椎、风池、合谷、太阳、胆俞、膈俞。

方法：均采用单纯拔罐疗法，对风热、肝火、血瘀型也可用刺络拔罐疗法，气血不足者可用留针拔罐疗法。均留罐 10～15 min，每日或隔日 1 次。

主治：偏头痛、三叉神经痛。

（3）配穴方 3。

委中、曲泽、手三里、肝俞、足三里。

方法：采用刺络拔罐、闪罐、留罐和走罐法。每周 1～2 次。

4. 偏头痛

病因：偏头痛又称偏头风，是由脑血管功能紊乱引起的一种剧烈头痛，现代医学称为血管神经性头痛。其痛多在一侧，多呈周期性发作。本病多见于女性，常在青春期发病，其中部分患者与月经周期有密切关系。男性亦有发生，以中老年人为多见。

偏头痛多痛在一侧或两侧，时痛时止，一发作可持续数小时甚至数日，以后逐渐减轻而至缓解。常在入睡后完全缓解。

(1) 配穴方 1。

天宗、太冲、三阴交、风池。

方法：每隔 1 周治疗 1 次，6 次为 1 个疗程。

(2) 配穴方 2。

委中、大椎、外关、胆俞、肝俞。

方法：采用留罐、闪罐和走罐法。发作期每日 1 ~ 2 次，缓解期 2 ~ 3 日 1 次。

(3) 配穴方 3。

太阳 (患侧)、太冲 (患侧)、肝俞 (患侧)、印堂、合谷。

方法：采用刺络拔罐疗法。先用三棱针尖刺后拔罐 10 ~ 15 min，以出血为度。每日或隔日 1 次，5 次为 1 个疗程，每个疗程间隔 3 ~ 5 天。

5. 支气管炎 (咳嗽)

(1) 配穴方 1。

分两组：一为风池、身柱、风门、外关；二为天突、经渠、大椎。

方法：采用单纯拔罐疗法，留罐 15 ~ 20 min，每日 1 次。

主治：风寒咳嗽。

(2) 配穴方 2。

大椎、风门、肺俞、膻中、第 1 ~ 7 胸椎两侧各穴及胸骨上面诸穴。

方法：采用单纯拔罐疗法，每日 1 次。第 1 次拔大椎、风门、肺俞、膻中等 15 min；第 2 次拔第 1 ~ 7 胸椎各穴及胸骨部位诸穴。每次留罐 15 ~ 20 min，交替使用。严重者可在脊椎两侧用走罐法，3 ~ 5 日 1 次，5 次为 1 个疗程。

主治：久咳不止的急性、慢性支气管炎。

（3）配穴方3。

分两组：一为大椎、风门、膻中、中府；二为身柱、肺俞、大杼、膏肓、丰隆、曲泽。

方法：采用单纯拔罐疗法，留罐15～20 min。两组穴位，每次选1组。隔日1次，7次为1个疗程。

（4）配穴方4。

大杼—膈俞、大椎—至阳、孔最—尺泽、足三里—丰隆、天突—膻中。

方法：采用走罐法。先令患者取俯卧位，显露背部，在背部涂适量的刮痧油，沿着膀胱经和督脉所选的穴位来回走直罐，至皮肤出现紫红色瘀血为止。起罐后将背部的油迹擦干净，然后令患者仰卧位用同样的方法在手太阴肺经、足阳明胃经和任脉的经穴来回走罐，至皮肤出现紫红色瘀血为止。一般每周走罐1次，每次可选2～3条经脉走罐。

主治：急性支气管炎。

6.坐骨神经痛（痹证）

坐骨神经痛，其痛以始于臀部，沿股后侧、小腿后外侧，而放射至足背为特征，是临床常见多发病。

病因：中医认为，多因风、寒、湿三气杂至，侵袭经络，客于坐骨神经所致。

症状：腰部、臀部、大腿后侧、小腿后外侧发生放射性、烧灼样或针刺样疼痛，行走或伸腰疼痛加剧，也可因咳嗽、喷嚏等而加重。

（1）配穴方1。

分四组：一为患侧腰椎旁的夹脊、秩边、委中；二为环跳、阳陵泉、丘墟；三为居髎、风市；四为足三里、内庭。兼见足趾麻木者配八风（只针刺）。

方法：用梅花针叩刺配合拔罐疗法。视其痛处取穴，每日或隔日1次，10次为1个疗程。

（2）配穴方2。

次髎、环跳、压痛点、承扶、殷门、委中、阳陵泉、合阳、三阴交、昆仑。

方法：采用单纯拔罐疗法，每次取4～5穴，每日或隔日1次。

7. 面神经麻痹（面瘫）

面神经麻痹，祖国医学称为面瘫、口眼歪斜，多见于青壮年。如由脑卒中引起，则多属脑卒中后遗症。

病因：多因面部着凉受风、风邪阻遏经络所致，或由脑卒中引起。

症状：口眼歪向健侧，笑时口歪更明显；额纹消失，不能皱额；鼻唇沟平坦；眼不能闭合，露睛流泪；不能做鼓腮、吹哨、露齿等动作。若因脑卒中引起，多伴有肢体偏瘫。

（1）配穴方1。

阳白、下关、地仓、颊车、大椎。

方法：采用闪罐法。每穴闪拔20～30次（夏季可减为10～15次）。

闪罐顺序为：先取额部，次取面部，再取口角部，最后取大椎。每日1次。

主治：周围性面神经麻痹。一般4～6次即可见效或痊愈。

（2）配穴方2。

主穴：地仓、颊车、牵正、大迎、风池。配穴：承浆、列缺、颧髎。

方法：采用单纯拔罐疗法，或针刺后拔罐疗法，或梅花针叩刺配合拔罐疗法。

疗程短者，一般10次左右即可见效或痊愈。但病程越久，疗程越长，且疗效不够理想。

（3）配穴方3。

取患侧地仓、颊车、下关、牵正、颧髎、阳白。

方法：采用闪罐法，留罐5～10 min，每日1次，5次为1个疗程。

8. 胃炎（胃痛）

病因：多因长期饮食不规律所致。例如：饥饱失常，饮食不节，多吃辛辣，过食生冷，损伤脾胃；或因精神刺激，情志不畅，气机逆乱，肝气犯胃；或外邪内侵，劳累受寒，克犯脾胃；等等。每遇过度劳累、饮食失节、精神紧张或气候变化而反复发作，迁延不愈或疼痛加剧。

症状：胃部（上腹部）疼痛、胀痛或隐痛，过饥、过饱则痛剧；或伴有神疲乏力、呕吐清水；或痛及两胁、嗳气吞酸、口苦等。证型不同，兼证亦异。在背部从膈俞至胃部的相应部位可出现压痛点。

（1）配穴方1。

中脘、神阙。

方法：采用单纯拔罐疗法，留灌10～15 min，每日1次。

对寒性胃痛和虚寒性胃痛尤佳。一般急性1～2次，慢性5～10次即可见效或痊愈。若能节制饮食、忌生冷和辛辣食物、避免寒凉、勤锻炼、慎起居、免恼怒、心情舒畅，则有利于巩固疗效。

（2）配穴方2。

中脘、脊椎两侧取压痛点。

方法：采用梅花针叩刺配合拔罐疗法。先用梅花针在应拔部位叩刺，以皮肤微出血为度，然后在中脘拔罐，留罐15～20 min，在脊椎两侧压痛点用走罐法，以皮肤出现紫红色为度。3日1次。

（3）配穴方3。

胃脘（上脘、中脘、下脘）、鸠尾、巨阙。

方法：采用单纯拔罐疗法。先在胃脘用较大口径的罐拔罐5 min。如兼有呕吐者，再在鸠尾、巨阙上拔罐5～10 min。每日1次。

（4）配穴方4。

中脘、天枢（双）、关元。

方法：采用闪罐法。先在各穴上闪罐20～30下，然后留罐10 min，每日1次，症状缓解后改隔日或隔两日治疗1次。

主治：各型胃痛。

（5）配穴方5。

中脘、内关、梁门、足三里、三阴交、胃俞、脾俞。

方法：采用闪罐法、留罐法和走罐法。取中脘、内关两穴用闪罐法，反复吸拔10余次；取梁门、足三里、三阴交3穴用留罐法，各留罐10 min；取胃俞、脾俞两穴用走罐法，以局部出现暗紫色瘀斑为止。每日或隔日1次。

主治：慢性胃炎，尤以浅表性胃炎效果较好。同时要注意饮食卫生习惯，忌食刺激性的食物。

9.胃下垂

胃下垂是一种慢性疾病。一般以胃小弯弧线最低点下降至髂嵴连线以下，或十二指肠球部向左偏移时称为胃下垂。临床以瘦长体型者多见。

病因：多因暴饮暴食，损伤脾胃。

症状：胃部呈凹形，下腹部突出，食后常觉胃部压重而有饱胀感，并有嗳气、恶心、呕吐、肠鸣、胃下坠感、慢性腹痛，或伴有便秘、腹泻、气短、眩晕、乏力、心悸、失眠多梦等。在劳动时，腹内有如抽掣牵引作痛之感。

(1) 配穴方1。

分两组：一为天柱、膈俞、脾俞、梁门；二为大杼、肝俞、三焦俞、承满。

方法：采用单纯拔罐疗法，留罐15～20 min。每日或隔日1次，10次为1个疗程。

(2) 配穴方2。

脾俞、中脘、气海、足三里。若夹有痰饮、胃中有振水声，则配水分、阳陵泉；若夹食滞、腹胀、腹泻者，配天枢（双）。

方法：采用单纯拔罐疗法，留罐15～20 min。每2～3日治疗1次，10次为1个疗程。

(3) 配穴方3。

分两组：一为大椎、肝俞、脾俞；二为胃俞、中脘、气海。

方法：采用单纯拔罐疗法，每次选用1组穴，留罐20 min。每日1次，10次为1个疗程。

(4) 配穴方4。

分两组：一为大椎、肝俞、脾俞、气海；二为筋缩、胃俞、中脘。

方法：采用单纯拔罐疗法。以上两组穴交替使用，每次选用1组穴。留罐15～20 min，每日1次。

10. 胃痉挛

胃痉挛是继发于其他疾病（如急性胃炎、慢性胃炎、胃及十二指肠溃疡及胃神经官能症等）中的一个症状，或因烟草、茶、酒之过用，或因女子生殖器官、月经异常及妊娠等的反射所致。

病因：多因胃酸分泌过多，刺激胃黏膜，导致平滑肌痉挛所致。

症状：常突然发作，其痛如钻、如刺、如灼、如绞；患者常屈其上肢或以拳重按，以缓解疼痛。痛甚往往向左胸部、左肩胛、背部放射。同时腹直肌亦发生挛急,或伴有恶心、呕吐,甚则颜面苍白、手足厥冷、冷汗直流,乃至不省人事。经数分钟或数小时,做嗳气、欠伸或呕吐而缓解。痛止后,健康如常。其发作1日数次,或数日、数月1次。

(1)配穴方1。

中脘、关元、天枢。

方法:采用闪罐法。每穴闪罐10~15次,然后留罐15 min。每日1次,一般1次多能止痛。

(2)配穴方2。

主穴:分两组。一为中脘、肝俞、脾俞、气海;二为胃俞、肾俞、肝俞、足三里。配穴:公孙、厉兑、内庭、行间。

方法:采用针刺配合拔罐疗法。每次选用1组穴,留罐15~20 min,每日1次。

(3)配穴方3。

阿是穴(压痛点)。

方法:采用指压拔罐疗法。先寻找压痛点,指压30~60 s,然后拔罐,留罐10~20 min,每日1次。发作时1日3次。临床证明,此法对因饮食停滞所致胃痉挛疗效尤佳。

(4)配穴方4。

中脘、关元、肝俞、胃俞、三焦俞。

方法:采用闪罐法。每穴先闪罐10~15次,然后留罐10 min。

●【护理及注意事项】

(一)沟通及护理要点

(1)由于空气负压吸引的作用,局部皮肤会出现与罐口相当大小的紫红色瘀斑,此为正常表现,数日方可消退。

(2)治疗过程中要严密观察患者的生命体征、全身反应、局部皮肤及火罐吸附情况,如有异常,立即起罐,并通知医生。

(3)拔罐时注意保暖,以防感冒。拔罐后3 h内不可洗澡。

(4)拔罐后应较平日多饮温开水,夏季拔罐部位不能直吹风扇或空调。

(5)拔罐时应选肌肉丰厚部位,尽量避开骨骼凹凸不平、毛发较多的部位，以及皮肤皱纹松弛、瘢痕处，防止罐体脱落。走罐时，不宜在骨突出处推拉，以免损伤皮肤，或火罐漏气脱落。

（6）选择适当的体位，拔罐过程中避免变换体位，以免罐体脱落。

（7）根据所拔部位的面积大小选择大小合适的火罐。在应用刺络拔罐时，针刺皮肤出血的面积，要等于或略小于火罐口径。出血量须适当，每次总量成人以不超过 10 mL 为宜。

（8）用闪火法时，棉花棒蘸酒精不要太多，以防酒精滴下，烧伤皮肤。用贴棉法时，须防止燃烧的棉花脱下。用架火法时，扣罩要准确，不要把燃烧的火架撞翻。用煮药罐时，应拭去罐中的热水。治疗时应注意勿灼伤或烫伤患者皮肤。

（9）使用多罐时，火罐排列的距离不宜太近，否则因皮肤被火罐牵拉会产生疼痛，同时因罐互相排挤，不易牢固。

（10）皮肤有过敏、溃疡、水肿及高热抽搐患者，以及孕妇腹部不宜拔罐。

（11）拔罐过程中要注意观察患者的反应，如有不适应立即取罐；严重时可让患者平卧，保暖并饮热饮或糖水，还可按揉内关、合谷、太阳、足三里等。

（12）若皮肤起水疱时，小水疱无须处理，可自行吸收。水疱较大者，应在消毒后用无菌注射器将疱液抽出，再用无菌敷料覆盖以防感染。

（二）不良反应的预防及处理

1.烫伤的预防及处理

（1）根据拔罐的部位，选择大小适宜的火罐。拔罐动作需稳、准、快，点燃的棉球切勿烧烤罐口。

（2）如不慎烫伤或留罐时间太长出现水疱，水疱较小者不必处理，可自行吸收。水疱较大者，用无菌注射器抽吸液体，做好换药工作，预防感染。

2.晕罐的预防及处理

（1）拔罐过程中密切观察患者有无头晕、胸闷、恶心欲呕、肢体发软、冷汗淋漓，甚至瞬间意识丧失等症状。

（2）若出现上述症状，立即起罐，通知医生，密切观察患者生命体征变化，配合医生对症处理。

3.疼痛的预防及处理

(1)拔罐过程中密切观察患者的病情变化，随时询问患者的感受。

(2)若拔罐部位疼痛难忍时，应立即起罐或减压放气。

● 【操作流程图】

拔罐操作流程图见图1-1。

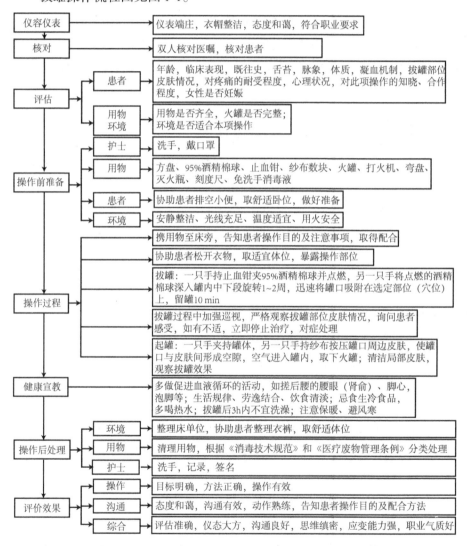

图1-1 拔罐操作流程图

●【评分标准】

拔罐评分标准见表1-1。

表1-1　拔罐评分标准

项目	序号	技术操作步骤	分值（分）	备注
仪容仪表	1	仪表端庄，衣帽整洁，态度和蔼，符合职业要求	1	一项不符 -0.5分
	2	修剪指甲，洗手	1	一项未做 -0.5分
核对	1	双人核对医嘱	1	未核对不得分
	2	核对患者（两个以上核对点）	1	核对不全 -0.5分
评估	1	患者：年龄，临床表现，既往史，舌苔，脉象，体质，凝血机制，拔罐部位皮肤情况，对疼痛的耐受程度，心理状况，对此项操作的知晓、合作程度，女性是否妊娠	5	缺一项 -0.5分
	2	用物：用物是否齐全，火罐是否完整	2	一项未评估 -1分
	3	环境：是否适合本项操作	2	未评估不得分
操作前准备	1	护士：洗手，戴口罩	2	一项未做 -1分
	2	用物： 车上层：方盘、95%酒精棉球、止血钳、纱布数块、火罐、打火机、弯盘、灭火瓶、刻度尺、免洗手消毒液、执行单； 车下层：医疗、生活垃圾桶； 必要时：毛毯或浴巾、屏风、软枕	6	缺一项 -0.5分
	3	患者：协助患者排空小便，取舒适卧位，做好准备	3	一项未做 -1分
	4	环境：安静整洁、光线充足、温度适宜、用火安全	2	缺一项 -0.5分
操作过程	1	携用物至床旁，查对患者信息（两个以上查对点）	2	查对不全 -1分
	2	做好解释工作，告知操作目的及注意事项，取得患者合作	2	沟通不全面 -1分
	3	协助患者松开衣物，取适宜体位，暴露操作部位，注意保暖，必要时用屏风遮挡	3	一项未做 -1分
	4	遵医嘱取穴，口述定位方法	2	定位不准确不得分
	5	根据操作部位，选用大小合适的火罐	2	大小不合适 -1分
	6	用清洁纱布在罐口旋转1周，检查边缘是否光滑	2	未检查不得分
	7	清洁局部皮肤	1	未清洁不得分

续表

项目	序号	技术操作步骤	分值(分)	备注
操作过程	8	查对患者信息	2	查对不全 −1 分
	9	一只手持止血钳夹 95% 酒精棉球并点燃,另一只手持火罐	2	棉球干湿不当 −1 分
	10	将点燃的酒精棉球深入罐内中下段旋转 1~2 周,迅速将罐口吸附在选定部位(穴位)上	2	动作不规范 −1 分
	11	确认火罐吸附情况,吸力要强	1	吸附不牢不得分
	12	将酒精棉球投入灭火瓶中彻底熄灭,检查火罐吸附情况	1	有明火不得分
	13	口述:也可使用贴棉法或投火法 贴棉法:用大小适宜的 95% 酒精棉一小块,贴于罐内壁中下段或罐底(不宜过湿),点燃后迅速拔罐; 投火法:用 95% 酒精棉球点燃后投入罐内,迅速将罐扣在应拔部位,此法适用于侧位拔罐	2	口述不全 −1 分
	14	询问患者感受(过紧及时起罐),告知患者注意事项,留罐 10 min 计时	1	未计时 −0.5 分
	15	查对患者信息	2	查对不全 −1 分
	16	整理用物,洗手	1	未洗手不得分
	17	口述:拔罐过程中加强巡视,严密观察患者拔罐部位皮肤情况,以局部皮肤出现红紫为度,询问患者感受,如有不适,立即停止治疗,对症处理	2	口述不全 −1 分
	18	携用物至床旁,查对患者信息(两个以上查对点)	2	查对不全 −1 分
	19	确认拔罐时间到	1	未确认不得分
	20	一只手持罐体,另一只手持纱布按压罐口周边皮肤,使罐口与皮肤形成孔隙,空气进入罐内,取下火罐	3	方法不正确 −1 分
	21	清洁局部皮肤,观察拔罐效果。 口述:局部拔出水疱或脓血,常规消毒皮肤,外涂所需药物,必要时覆盖敷料	2	未清洁 −1 分;未口述 −1 分
	22	再次查对患者信息(两个以上查对点)	2	查对不全 −1 分
健康宣教	1	给予患者健康指导,告知相关事项	4	告知不全酌情扣分

续表

项目	序号	技术操作步骤	分值(分)	备注
操作后处理	1	环境：整理床单位，协助患者整理衣裤，取舒适体位	3	一项不符 –1分
	2	用物：清理用物，根据《消毒技术规范》和《医疗废物管理条例》分类处理	3	未清理用物 –1分；未分类处理垃圾 –2分
	3	护士：洗手，记录，签名	4	一项未做 –1分
效果评价	1	操作：目标明确，方法正确，动作熟练，操作有效	4	一项不符 –1分
	2	沟通：态度和蔼，沟通有效，告知患者操作目的及配合方法	4	一项不符 –1分
	3	综合：评估准确，仪态大方，沟通良好，思维缜密，应变能力强，职业气质好	4	一项不符 –1分
理论提问	1	操作目标、适应证、禁忌证、不良反应的预防及处理	8	回答不全面酌情扣分

● 【操作记录单】

拔罐中医护理技术操作记录单见表1-2。

表1-2　拔罐中医护理技术操作记录单

科室	床号	日期	起始时间	患者姓名	操作项目	过程观察	效果评价	出现问题	处理措施	护士签名	备注

第二章　闪罐技术操作

●【概念】

闪罐法是拔罐疗法的一种，即选择大小合适的火罐以闪火法吸附于穴位或病变部位后立即取下，再迅速拔住，如此反复吸拔，以局部皮肤潮红或充血为度。[①]

●【理论】

(一) 闪罐法的原理

通过反复地拔、起，使皮肤反复地紧、松，反复地充血、不充血、再充血，形成物理刺激，对神经和血管有一定的兴奋作用，可增加细胞的通透性，改善局部血液循环及营养供应，适用于肌萎缩、局部皮肤麻木酸痛或一些较虚弱的病症。

(二) 闪罐法的作用

作为拔罐疗法之一，闪罐法有以下独特的作用。

(1) 吸拔作用。和普通拔罐一样，闪罐法也是利用负压原理，将皮肉吸入罐内，可将体内的邪气吸出体表，达到驱邪的效果。

(2) 温热作用。闪罐时，利用较大的火焰操作，火会反复经过皮肤表面，对局部组织起到烘烤作用。闪罐期间，罐内的热空气也会温熏局部组织，起到治疗作用。而当火罐罐底被闪烫后，利用滚烫的罐底在局部组织进行滚熨，会起到很好的驱散寒湿的作用。

(3) 按摩作用。当火罐闪热后进行滚熨时，会用到推拿手法中的滚法、推法、抹法、揉法、点法等手法，使局部组织被动运动，改善局部组织血液循环，增加局部组织自我恢复的能力。

(三) 闪罐法的优点

闪罐法具有其他拔罐疗法不具备的优点。

(1) 温补作用明显。闪罐法以温补为主，其突出的温热刺激，具有温寒补虚、祛病通络的功效。临床上，在应用闪罐法过程中为了达到安全、有效

[①] 罗荣，黄迪君，杨运宽，等.闪罐疗法的操作技术和应用 [J].中国针灸，2008，28 (S1)：20-21.

的目的，反复进行闪罐操作，对患者有多方面温热刺激作用，可以祛风散寒、活血行气化瘀，对虚证有很好的补虚作用。

（2）不留罐斑。普通火罐因需留罐，故多会在体表留下圆形罐斑，影响美观，特别是在夏天，人们多不愿在体表裸露出接受火罐治疗的部位，如肩部、上背部等。而闪罐法可以很好地避免这个问题，既治疗了疾病，又不影响美观。

（3）应用范围广。闪罐法治疗疾病应用范围广，包含两层意思。一是治疗的疾病谱广，闪罐法除不适宜治疗实热证和虚热证外，其他疾病几乎都可应用闪罐法治疗，且临床疾病以虚为本者居多，以寒、湿、瘀为标者也居多，这些病症都特别适合应用闪罐法。二是闪罐法适应部位广，普通火罐法对施术部位有一定要求，如面部就不适宜应用火罐，影响颜面美观，因闪罐法不会留下罐斑，故可在面部应用。又如，普通火罐不适用于有毛发的部位，在有毛发的部位拔罐因密闭不严，火罐会很快松脱，但闪罐可用于这些地方，因闪罐速度很快，火罐还未松脱就已经取下在拔第二下了。无论从适应证还是从施术部位范围来看，闪罐法的适用性都更好。

● 【目的】

行气活血，祛风通络，散寒止痛。

● 【适应证】

（1）瘀血痹阻证：面痛、肩周炎、中风后肩痛、腰痛、项痹、膝痹等各种痹证。

（2）风寒袭表证：感冒、咳嗽、头痛、面瘫、面肌痉挛等。

（3）中焦虚寒证：胃痛、痞满、腹痛、泄泻等。

● 【禁忌证】

（1）疝气处、心尖区、体表大动脉搏动及静脉曲张处。

（2）出血性疾病、瘰病及活动性肺结核。

（3）孕妇腹部、腰骶部。

（4）心、肾、肝严重疾病及高热抽搐者。

（5）极度衰弱、消瘦，皮肤过敏、外伤、破溃及失去弹性者。

● 【评估】

(1) 患者临床表现、凝血机制、既往史、体质。

(2) 患者闪罐部位皮肤情况、对疼痛的耐受程度。

(3) 火罐完整性、用火是否安全。

(4) 女性是否妊娠。

● 【告知】

告知患者治疗过程中局部皮肤可能出现水疱或烫伤。

● 【准备】

打开污物桶,用免洗手消毒液清洁双手。

(一) 护士准备

仪表大方、举止端庄、态度和蔼、衣帽整齐、洗手、戴口罩。

(二) 物品准备

治疗盘、治疗卡、弯盘、火罐数个、清洁纱布数块、小口瓶、95% 酒精纱布(棉球)、止血钳、打火机、免洗手消毒液、污物桶。

(三) 患者准备

核对患者基本信息,做好解释工作,以取得患者和(或)家属对执行该操作的知情同意及配合。协助患者取安全、舒适体位。

(四) 环境准备

环境整洁,光线明亮,温度适宜,关闭门窗,必要时用屏风遮挡。

● 【操作方法及步骤】

(1) 接到医嘱查对患者信息后,打印治疗卡并核对。

(2) 到病室,核对患者床号、姓名(腕带、床头卡),自我介绍,评估施治部位皮肤情况。告知方法、目的,取得患者配合,协助二便。

(3) 回治疗室,洗手,戴口罩,准备用物。所用物品有治疗盘、治疗卡、弯盘、火罐数个、清洁纱布数块、小口瓶、95% 酒精纱布(棉球)、止血钳、打火机、免洗手消毒液、污物桶。

（4）携用物至患者床旁，核对床号、姓名。关闭门窗，必要时用屏风遮挡。

（5）打开污物桶，用免洗手消毒液清洁双手。

（6）检查罐口是否光滑、罐体有无裂痕。协助患者取舒适体位，暴露施治部位，注意保暖。

（7）辨证选穴。

哮喘：大椎、风门、肺俞。

腰部酸困：膀胱 1 经、膀胱 2 经。

（8）清洁皮肤。用止血钳夹紧 95% 酒精纱块并点燃，实施闪罐。一个在上，一个在下，2～3 s 取下，两个火罐轮流进行。如火罐发烫应及时更换，防止烫伤患者。上下 3～5 个来回皮肤发红即可。

（9）操作完毕，灭火。

（10）观察、清洁皮肤。整理患者衣着及床单位，取舒适体位。告知患者注意事项。

（11）关闭污物桶，用免洗手消毒液清洁双手，记录闪罐时间。

（12）携用物回治疗室，医用、生活垃圾分类处置，洗手、记录、签名。

注：

大椎：位于第 7 颈椎椎棘下凹陷中。

风门：位于第 2 胸椎棘突下，旁开 1.5 寸。

肺俞：位于第 3 胸椎棘突下，旁开 1.5 寸。

膀胱 1 经：脊柱旁开 1.5 寸。

膀胱 2 经：脊柱旁开 3 寸。

● 【常见病治疗】

（一）常见病症选穴

（1）腰痛：肾俞、关元俞、环跳、委中、命门、志室、腰眼、阿是穴。

（2）面瘫：患侧颊车、地仓、下关、太阳、阳白等。

（3）项痹：大椎、肩井、肩外俞、颈夹脊、天宗、肩中俞、阿是穴。

（4）膝痹：犊鼻、梁丘、鹤顶、阳陵泉、阴陵泉、膝阳关、阿是穴。

（5）咳嗽：大椎、大杼、肺俞、天突、华盖。

(6) 伤风感冒：大椎、风池、肺俞、夹脊。

(7) 头痛：太阳、曲池、风池、完骨。

(8) 面痛：颊车、地仓、颧髎、风池、翳风。

(9) 肩周炎：肩髎、肩髃、阿是穴。

(10) 胃痛：中脘、下脘、神阙、梁门、天枢、关元、足三里、胃俞、脾俞。

(11) 痞满：中脘、关元、天枢、脾俞、胃俞、神阙。

(12) 中风后肩痛：曲泽、肩髎、肩髃、肩贞、手三里、天宗、肩井。

(二) 穴位介绍

1. 肩外俞

归经：手太阳小肠经。

定位：第1胸椎棘突下，旁开3寸。

功效：舒筋活络，祛风除湿。

2. 肩中俞

归经：手太阳小肠经。

定位：第7颈椎棘突下，旁开2寸。

功效：解表宣肺，疏通经络。

3. 梁门

归经：足阳明胃经。

定位：脐中上4寸，前正中线2寸。

功效：和胃理气，健脾调中。

4. 颧髎

归经：手太阳小肠经。

定位：目外眦直下，颧骨下缘凹陷处。

功效：祛风消肿，通经活络。

5. 太阳

归经：经外奇穴。

定位：在颞部，当眉梢与目外眦之间，向后约1横指的凹陷处。

功效：清肝明目，通络止痛。

6. 关元俞

归经：足太阳膀胱经。

定位：第5腰椎棘突下，旁开1.5寸。

功效：补气化滞，调理下焦，健腰利膝。

7. 环跳

归经：足少阳胆经。

定位：侧卧屈股，当肌骨大转子最凸点与骶管裂孔连线的外1/3与中1/3交点处。

功效：祛风散寒，疏通经络，强腰益肾。

8. 腰眼

归经：经外奇穴。

定位：在腰部，当第4腰椎棘突下，旁开约3.5寸凹陷中。

功效：疏通带脉，强壮腰脊，固精益肾。

9. 志室

归经：足太阳膀胱经。

定位：第2腰椎棘下，旁开3寸。

功效：清热利湿，补肾壮腰，益精填髓。

10. 梁丘

归经：足阳明胃经。

定位：屈膝，在髂前上棘与髌骨外上缘连线上，髌骨外上缘上2寸。

功效：理气和胃，祛风化湿，通经活络。

11. 天突

归经：任脉。

定位：胸骨上窝正中。

功效：宽胸理气，通利气道，降痰宣肺。

12. 华盖

归经：任脉。

定位：前正中线上，胸骨角的中点处，平第1肋间隙。

功效：收引水湿，宽胸利膈，清肺止咳。

13. 夹脊

归经：经外奇穴。

定位：在背腰部，当第1胸椎至第5腰椎棘突下两侧，后正中线旁开

0.5 寸，一侧 17 穴，左右共 34 穴。

功效：调节脏腑机能。

14. 阳白

归经：足少阳胆经。

定位：目正视，瞳孔直上，眉上 1 寸。

功效：益气明目，祛风泻热。

15. 神阙

归经：任脉。

定位：脐中央。

功效：回阳固脱，健脾和胃。

16. 下关

归经：足阳明胃经。

定位：在耳屏前，下颌骨髁状突前方，当颧弓与下颌切迹所形成的凹陷中。合口有孔，张口即闭，宜闭口取穴。

功效：清热祛风，通关利窍，聪耳通络。

17. 曲泽

归经：手厥阴心包经。

定位：肘微屈，在肘横纹中，当肱二头肌腱的尺侧缘。

功效：清热镇痉，降逆止呕。

18. 委中

归经：足太阳膀胱经。

定位：腘横纹中点，当股二头肌腱与半腱肌肌腱的中间。

功效：清热凉血，舒筋活络，祛风除湿。

19. 翳风

归经：手少阳三焦经。

定位：乳突与下颌角之间的凹陷处。

功效：聪耳通窍，散内泻热，祛风通络。

20. 犊鼻

归经：足阳明胃经。

定位：屈膝，在髌韧带外侧凹陷中。又名外膝眼。

功效：通经活络，祛风化湿，消肿止痛。

21.膝阳关

归经：足少阳胆经。

定位：阳陵泉上3寸，股骨外上髁上方凹陷处。

功效：温经散寒，舒筋活血。

（三）常见病的闪罐法

1.小儿支气管肺炎

支气管肺炎是儿童尤其是婴幼儿常见的感染性疾病，是儿童住院的最常见原因，两岁以内儿童多发。支气管肺炎又称小叶性肺炎，多发生于冬春寒冷季节及气候骤变时，但夏季并不例外，甚至有些华南地区反而在夏天发病较多。支气管肺炎常由细菌或病毒引起，也可由病毒、细菌"混合感染"。临床上主要表现为发热、咳嗽、气促，肺部可闻及固定性的中、细湿啰音。支气管肺炎的西医治疗方法主要为对症抗感染治疗，但在恢复期常出现肺部啰音吸收缓慢、迁延难愈的情况。中药内服虽然疗效较满意，但小儿服药困难，依从性差。运用闪罐法辅助治疗小儿支气管肺炎可取得令人满意的疗效。

操作方法：患儿取坐位或俯卧位，充分暴露背部皮肤，取小号玻璃罐一个，用止血钳夹住棉球，蘸95%酒精，点燃后用闪火法将火罐迅速扣在肺部啰音明显处，随即迅速取下，再反复操作，以皮肤红润、轻度充血为度。[①]每日1次。

闪罐法治疗小儿支气管肺炎具有显著的治疗效果，明显缩短肺部啰音消失时间及住院时间，降低患儿并发症的发生率。

2.顽固性面瘫

（1）面瘫。

面瘫属中医"口眼歪斜"范畴，现代医学称"周围性面神经麻痹"，是临床常见病。其发病多与感受外邪有关，但与机体疲劳、抵抗力下降也有一定的关系。中医认为，正气不足，脉络空虚，风寒之邪乘虚而入，而形成面瘫。

（2）治疗方法。

采用闪罐法。罐拔上后，立即取下，反复吸拔多次，以皮肤潮红为度，

[①] 王增玲.拔罐走罐辅助治疗婴幼儿支气管肺炎36例疗效观察[J].中国中西医结合儿科学，2011，3(01)：46-47.

一般来讲拔 20 min 即可。部位以患侧为主。

（3）疗效标准。

痊愈：面部表情正常，双侧额纹、鼻唇沟对称，鼓腮如常，眼睑闭合良好，其余面肌功能完全恢复正常。

有效：面部表情肌大部分恢复，额纹基本显露，闭目欠实，鼻唇沟稍浅，各种反射大部分正常。

无效：治疗后主观感觉症状、体征无明显变化。

顽固性面瘫在临床中比较常见，病程较长，给患者生活带来许多不便，精神上造成很大的压力。再者，用针灸治疗时间较长，对面部组织损害较重，这样就会造成患侧面肌神经支配恢复受阻及兴奋降低，使神经功能恢复常态的时间延长。中医学认为，闪罐法的作用是调理阴阳，疏通经络，经气流通，上下相接，免伤卫气，因而采用闪罐法治疗能够促进血液循环，即能提高神经的兴奋性，改善局部营养代谢，加速面神经管水肿的吸收，恢复面部的肌肉、神经功能。这与中医的理论是一脉相承的。

采用闪罐法治疗顽固性面瘫，可使脏腑与经络、经络与经络、腧穴与腧穴之间的经气得以沟通，使诸经得以调和并相互联系，增加了面瘫的治疗方法，提高了治疗效果。

3. 肥胖症

（1）肥胖症。

肥胖症是由多种因素引起的慢性代谢性疾病，早在 1948 年世界卫生组织就已将其列入疾病名单，并认为是患 2 型糖尿病、心血管病、原发性高血压、脑卒中和多种癌症的危险因素。超重和肥胖症在一些发达国家和地区人群中的患病情况已呈流行趋势，我国目前体重超重者已达 22.4%，肥胖者为3.01%。预防和控制肥胖症已成为刻不容缓的任务。随着人们对健康和美的追求的提高，越来越多的人开始注重自己的形体，各种减肥方法层出不穷。腹部闪罐法近年来被越来越多地用于减肥。

（2）治疗方法。

患者取仰卧位，施术者左手持玻璃罐，右手用止血直钳持 95% 酒精棉球，将火罐置于施术部位附近，点燃酒精棉球后以闪火法将罐吸拔于施术部位，吸拔成功后迅速将火罐取下，再拔，再取。如此反复操作，当罐腰底部发烫时，再以罐壁滚熨施术部位。以此法刺激神阙旁开4寸圆周范围及脂肪较厚范围，顺时针方向反复闪罐，以局部皮肤潮红为度。每次持续时间约30 min。

（3）原理探寻。

中医学认为，肥胖的发病机理无外乎由各种原因所致的脾胃功能失常及由其失常所产生的一系列病理变化。[①]足太阴脾经、足阳明胃经二者同居中焦，承上启下，互为表里，脾主升清，胃主降浊，为全身气机升降之枢纽，枢纽通畅则三焦调畅，枢纽不利则上下不宁。若各种原因使脾主升清，胃主降浊的功能失常，则会影响体内精气的运行、发散、转化与消耗，使水谷精微停滞而化为痰浊，堆积于肌肤腠理之间，发为肥胖。腹部不仅是脾胃脏腑所处的部位，同时也是二者的经络、经筋和皮部的分布部位。由于皮部是沟通外界与经络的桥梁，因此腹部闪罐可以疏通脾胃二经的经络，调动脏腑的功能，同时由于施术时要将火不断地伸向罐内以形成负压，能够使罐体一直保持温热。[②]持续闪罐还能振奋脾阳、助阳行气、健脾化湿，使三焦气化通畅，水精四布，游溢全身，从而化痰除湿，达到瘦身的目的。

● 【护理及注意事项】

(一) 沟通及护理要点

（1）操作前检查罐口周围是否光滑，有无裂痕。

（2）操作过程中随时询问患者感受，如疼痛较甚，及时调整闪罐手法。

（3）闪罐时动作要稳、准、快，注意罐口温度，及时更换火罐，以免烫伤患者皮肤。

（4）操作后患者局部皮肤会出现罐口大小的罐印，不必处理，可自行消退。

（5）操作后注意保暖，3 h内不宜洗澡。

(二) 不良反应的预防及处理

（1）施罐手法要娴熟，动作要轻、准、快。

（2）以皮肤红润、充血或瘀血为度。

（3）随时掌握罐体温度，如感觉罐体过热，可更换另一罐继续操作。

---

① 符志强.论脾胃经与针灸减肥 [J].新中医，2008(08)：105-106.
② 陈梅，艾炳蔚，徐斌，等.电针配合闪罐治疗单纯性肥胖病60例临床观察 [J].江苏中医药，2006(01)：41-42.

（4）如患者不慎烫伤，水疱较小者不必处理，可自行吸收。水疱较大者，用无菌注射器抽吸液体，做好换药工作。

●【操作流程图】

闪罐操作流程图见图2-1。

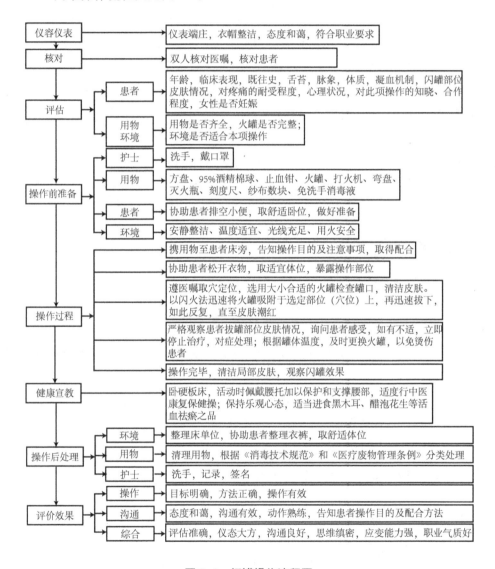

图2-1　闪罐操作流程图

【评分标准】

闪罐评分标准见表2-1。

表2-1　闪罐评分标准

项目	序号	技术操作步骤	分值(分)	备注
仪容仪表	1	仪表端庄，衣帽整洁，态度和蔼，符合职业要求	1	一项不符 -0.5分
	2	修剪指甲，洗手	1	一项未做 -0.5分
核对	1	双人核对医嘱	1	未核对不得分
	2	核对患者(两个以上核对点)	1	核对不全 -0.5分
评估	1	患者：年龄，临床表现，既往史，舌苔，脉象，体质，凝血机制，闪罐部位皮肤情况，对疼痛的耐受程度，心理状况，对此项操作的知晓、合作程度，女性是否妊娠	5	缺一项 -0.5分
	2	用物：用物是否齐全，火罐是否完整	2	一项未评估 -1分
	3	环境：是否适合本项操作	2	未评估不得分
操作前准备	1	护士：洗手，戴口罩	2	一项未做 -1分
	2	用物： 车上层：方盘、95% 酒精棉球、止血钳、火罐、打火机、弯盘、灭火瓶、刻度尺、纱布数块、免洗手消毒液、执行单； 车下层：医用、生活垃圾桶； 必要时：毛毯或浴巾、屏风、软枕	6	缺一项 -0.5分
	3	患者：协助患者排空小便，取舒适卧位，做好准备	3	一项未做 -1分
	4	环境：安静整洁、温度适宜、光线充足、用火安全	2	缺一项 -0.5分
操作过程	1	携用物至床旁，查对患者信息(两个以上查对点)	2	查对不全 -1分
	2	做好解释工作，告知患者操作目的及注意事项，取得患者配合	3	沟通不全面 -1分
	3	取合适体位，暴露闪罐部位，注意保暖，必要时用屏风遮挡	3	一项未做 -1分
	4	遵医嘱取穴，口述定位方法	2	定位不准确不得分

项目	序号	技术操作步骤	分值（分）	备注
操作过程	5	根据操作部位，选用大小合适的火罐	2	大小不合适 -1 分
	6	用清洁纱布在罐口旋转1周，检查边缘是否光滑	2	未检查不得分
	7	清洁局部皮肤	2	未清洁不得分
	8	查对患者信息	2	查对不全 -1 分
	9	一只手持止血钳夹95% 酒精棉球并点燃，另一只手持火罐	3	棉球干湿不当 -1 分
	10	将点燃的酒精棉球深入罐体中下段，旋转1~2周，迅速将火罐吸附于选定部位（穴位）	3	操作不熟练 -1 分
	11	每次用闪火法使罐吸附后，迅速拔下，由轻到重，有爆发力，声音清脆有节奏，如此反复至皮肤潮红	3	方法不正确 -2 分
	12	随时询问患者感受，根据罐体温度及时更换火罐，以免烫伤患者	3	未及时更换火罐 -1 分
	13	口述：闪罐过程中密切观察患者皮肤变化，以局部皮肤潮红为度	2	未口述不得分
	14	口述：如发现酒精棉球发黑或火焰变小，将棉球投入灭火瓶中彻底熄灭，更换酒精棉球并点燃	2	未口述不得分
	15	操作完毕，将酒精棉球投入灭火瓶中彻底熄灭	2	有明火不得分
	16	用纱布清洁局部皮肤，观察皮肤情况及闪罐效果	2	一项未做 -1 分
	17	再次查对患者信息（两个以上查对点）	2	查对不全 -1 分
健康宣教	1	给予患者健康指导，告知相关事项	4	告知不全酌情扣分
操作后处理	1	环境：整理床单位，协助患者穿衣，取舒适体位	3	一项不符 -1 分
	2	用物：清理用物，根据《消毒技术规范》和《医疗废物管理条例》分类处理	3	未清理用物 -1 分；未分类处理垃圾 -2 分
	3	护士：洗手，记录，签名	4	一项未做 -1 分

项目	序号	技术操作步骤	分值（分）	备注
效果评价	1	操作：目标明确，方法正确，操作熟练，效果好	4	一项不符 −1分
	2	沟通：态度和蔼，语言通俗易懂，告知患者操作目的及配合方法	4	一项不符 −1分
	3	综合：评估准确，仪态大方，沟通良好，思维缜密，应变能力强，职业气质好	4	一项不符 −1分
理论提问	1	操作目标、适应证、禁忌证、不良反应的预防及处理	8	回答不全面酌情扣分

【操作记录单】

闪罐中医护理技术操作记录单见表2-2。

表2-2　闪罐中医护理技术操作记录单

科室	床号	日期	起始时间	患者姓名	操作项目	过程观察	效果评价	出现问题	处理措施	护士签名	备注

第三章　平衡火罐技术操作

● 【概念】

平衡火罐是在传统火罐单一留罐基础上,以阴阳学说为基础,以现代医学的神经反射为治疗途径,以自我修复、自我调节、自我完善为治疗核心,运用不同的拔罐手法作用于人体的一种非药物治疗的自然平衡疗法。

拔火罐可有效激发经气,疏通经络,使各经脉气血运行通畅,反射性引起中枢神经向应激态转变,达到调节和改善机体疲劳、肾气平稳、肝脾调和的目的。平衡火罐选择背部是因背俞穴主落臂冀病,从肺俞至膀胱俞包括五脏六腑有调节脏腑气机,并通过经络传导平衡火罐,通过良性刺激及火罐效应,调理全身脏腑,疏通经络,从而达到调理肝脾肾的疗效。[①]

简而言之,在平衡学理论指导下,平衡火罐是运用火罐对人体进行调节和治疗的一种方法。

● 【理论】

(一) 平衡火罐的机理

1. 局部作用(穴位或神经)

(1) 机械刺激。通过罐口对局部神经、背俞穴等进行牵拉、温刮、挤压、弹拨,刺激毛细血管扩张、组织间隙自溶、组织胺类物质释放,增加机体器官组织反应、自我调节、自我修复。

(2) 温热刺激。火罐体内部的热量可促进血液循环、新陈代谢及末梢神经的自我调节。

2. 全身作用

机械和温热双重作用于局部的毛细血管、末梢神经,主要是脊神经根、周围肌组织等,使脊髓或大脑皮层神经兴奋转变为良性信息,传递到需治疗的各器官组织中。

(二) 平衡火罐的治疗特点

(1) 操作简便,易于普及。

---

① 杨引弟.平衡火罐中医护理技术的临床应用 [J]. 实用临床护理学电子杂志,2017,2(04): 180,183.

（2）无损伤，患者易接受。

（3）疗效显著。

（4）无副作用。

（5）既治病又防病。

（三）拔罐后皮肤颜色鉴别

（1）紫黑色：供血不足、有积寒。

（2）紫色并伴有黑斑：气血不畅通。

（3）紫点并有深浅不一的块状：风湿。

（4）鲜红而艳、局部发热：阳证、热证、实证、热毒炽盛、体质阴虚、火旺。

（5）红而暗：血脂黏稠、血脂高、供血不足。

（6）瘀斑或血泡灰白、色淡：虚寒、湿邪。

（7）皮肤微痒：风邪、湿证。

（8）水疱、水肿、潮湿：寒证、湿气盛。

（9）罐中有水珠者：寒湿重。

（10）紫红、暗红：阴证、寒证、血郁。

（11）潮红、淡红：虚证。

（12）局部很快恢复原样：说明快痊愈。

【目的】

（1）祛风胜湿，行气止痛。

（2）疏通经络，调理肝脾。

【适应证】

（1）风寒犯肺证：感冒、咳嗽、哮病、喘证等。

（2）痰热内扰证：失眠、眩晕、郁病等。

（3）寒湿内蕴证：肩周炎、项痹、腰痛、尪痹等各种痹证。

（4）肝脾不调证：肥胖症、泄泻、腹痛、月经不调等。

【禁忌证】

(1) 高血压、心脏病、肿瘤、血液系统疾病患者。

(2) 局部皮肤破溃、瘢痕处，皮肤弹性较差及过敏体质者。

(3) 孕妇、年老体弱者。

【评估】

(1) 患者临床表现、既往史、凝血机制、过敏史、体质。

(2) 患者操作部位的皮肤情况、对疼痛的耐受程度。

(3) 罐口周围是否光滑、罐体有无裂痕、用火是否安全。

(4) 女性是否妊娠或月经期。

【告知】

告知患者平衡火罐的作用、简单的操作方法、局部感觉及可能出现的意外与处理措施，以取得患者配合。

【准备】

(一) 护士准备

仪表大方、举止端庄、态度和蔼、衣帽整齐、洗手、戴口罩。

(二) 物品准备

方盘、火罐、止血钳、95%酒精棉球、打火机、纱布数块、灭火瓶、刻度尺、中药精油、弯盘、免洗手消毒液。

(三) 患者准备

协助患者排空小便，取舒适卧位，做好准备。

(四) 环境准备

安静整洁、光线充足、温度适宜、用火安全。

【操作方法及步骤】

(1) 注意保暖，遮挡患者取俯卧位。

(2) 留罐 3 ~ 5 min。

(3) 涂少量润滑油于患者背上。

(4) 在背部两侧分别闪罐3个来回，1个从上到下，1个从下到上。

平衡火罐整个操作流程主要分闪罐、揉罐、抖罐、走罐、留罐五个步骤。

闪罐：温经散寒。

揉罐：具有放松肌肉、温经散寒的作用。

抖罐：常用于实热型疾病，具有清热泻火、活血化瘀的功效。

走罐：具有提高神经肌肉兴奋性、加快血液循环、推动新陈代谢等功效，对改善偏瘫后遗症的中枢神经系统、外周神经等问题有较好的疗效。

留罐：对风、寒、湿等所致的背、腰、四肢及关节疼痛的患者，可温经散寒、舒筋祛湿。

●【常见病治疗】

(一) 常见病症选穴及经络

(1) 感冒：大椎、肺俞、督脉及膀胱经。

(2) 失眠：期门、中脘、内关、三阴交、心俞、心经、胆经、脾经、膀胱经。

(3) 肥胖症：中脘、天枢、关元、足三里、脾经、肾经、胃经。

(4) 肩周炎：阿是穴。

(二) 穴位介绍

1. 内关

归经：手厥阴心包经。

定位：腕横纹上2寸，掌长肌腱与桡侧腕屈肌腱之间。

功效：宁心安神，理气和胃。

2. 三阴交

归经：足太阴脾经。

定位：内踝尖上3寸，胫骨内侧面后缘。

功效：健脾理血，益肾平肝，活血祛风。

3. 期门

归经：足厥阴肝经。

定位：乳头直下，第6肋间隙，前正中线旁开4寸。

功效：健脾疏肝，理气活血。

（三）常见病平衡火罐法

1.落枕的平衡火罐法

（1）落枕。

落枕或称"失枕"，急性发病，好发于青壮年，冬春季多见，表现为晨起后项背部酸痛，颈部活动受限，转侧不利，严重者俯仰困难，头部强直于异常位置，主要是颈部肌肉长时间过分牵拉或感受寒邪侵袭而发生痉挛所致。[①]平衡火罐以阴阳学说为基础，以神经传导为途径，以自身平衡为核心，通过不同的手法刺激穴位、经脉以温经散寒、行气通络、祛邪外达、调和脏腑、松弛痉挛肌肉、缓解疼痛痉挛，可以缓解落枕症状。

（2）治疗方法。

针刺组采用电针治疗，选穴为落枕、风池、大椎、承山、肩井、肩髃、夹脊及阿是穴，使用G6805-Ⅱ型电针仪，采用断续波治疗30 min，每日1次，连续3天。平衡火罐组予平衡火罐辨证治疗，间日1次，连续3天治疗两次。

闪罐。患者坐位，用3号火罐在双侧的颈肩背部闪罐3 min（以斜方肌、肩胛提肌为治疗的主要部位）。

揉罐。涂少量润滑油（精油或紫草油）于肩背部，火罐沿督脉及膀胱经走向及肩背部揉3个来回，重点揉肩井、风池，顺为补，逆为泄（多用补法）。

抖罐。沿肩背部两侧膀胱经用罐口快速抖动3个来回（顺经为补，逆经为泄），频率在每分钟120次以上，多用泄法。

坐罐。在斜方肌的上缘、颈背部，留罐8 min。

摇罐。在留罐的基础上，轻按罐底，并和缓摇动，顺为补，逆为泄。

（3）原理探寻。

平衡火罐法是在王文远教授"平衡理论"的指导下，将传统拔罐疗法演化为闪罐、揉罐、推罐、抖罐、坐罐等多种手法，对颈肩背部肌肉和"痛敏点"实施熨刮、牵拉、挤压、弹拨等良性刺激，激发经气，疏通瘀阻，改善局部血液循环，松弛痉挛肌肉，有效推动气血的正常运行，使脉络通畅，故

① 王华兰.推拿治疗学 [M].上海：上海科学技术出版社，2011.

疼痛可愈。现代医学研究表明，局部组织的5-羟色胺（5-HT）含量增加是疼痛发生的最主要原因。而平衡火罐通过对督脉和膀胱经的局部神经及背俞穴等进行牵拉、熨刮、挤压、弹拨等良性刺激，利用火罐的温热和负压效应，促进毛细血管扩张、组织间隙自溶、组织胺类物质释放进入血液循环，调整末梢神经，改善微循环，提高脏腑机能。中医学认为，火罐有温经散寒、舒经活血、祛风除湿、行气通络、平衡阴阳等功效。火罐法是非药物的物理治疗，被国外学者认为是一种绿色疗法，通过负压及温热作用，促进血液循环，治疗疼痛。同时，平衡火罐一整套治疗对皮肤的温热刺激，使皮肤感受器和血管感受器的反射传到大脑中枢神经系统，发生反射性兴奋，使大脑皮层的兴奋与抑制过程趋于平衡，达到调节肌肉协调性、改善机体疲劳、缓解疼痛的目的。

综上所述，采用平衡火罐治疗落枕，较针刺治疗对缓解患者颈背部疼痛、改善颈椎活动度效果更明显。

2.气滞血瘀型腰椎间盘突出

腰椎间盘突出症是临床引起腰腿痛的最主要原因，严重影响患者的生活、学习与工作。据有关报道，在腰痛症患者中，腰椎间盘突出症者约占总数的37%。[①]

（1）操作方法。

根据医嘱选择施术部位，主要的位置为膀胱经循行处，一般选用5号火罐，预热时采用闪罐法作用于皮肤，预热后待温度升高行揉法及游走法，起于大椎向督脉方向走罐，操作以7～10组为宜，在通过膀胱经方向，向腧穴推动，控制吸力的大小，吸力过小无法达到治疗效果，随罐移动中可见腧穴部分出现明显的罐痧，操作至皮肤红润即可。拔罐后，抖罐治疗，频率为每分钟100～120次，留罐15 min。注意事项：主要在肌肉丰厚处操作，切忌于骨骼凹凸不平处及毛发较多处操作。

皮肤周围有伤口或疤痕禁止拔罐，吸附的力度根据皮肤及皮下组织的结构做适当调整。避免过度走罐，结束后产生的小水疱不必特殊处理，产生较大水疱时需要抽出疱内液体，无菌换药。

---

① 胡有谷.腰椎间盘突出症 [M]. 3 版.北京：人民卫生出版社，2004.

(2) 原理探寻。

腰腿痛是骨科临床常见疾病，是因不同程度的退行性病变或受外力的影响而造成椎体内外平衡失调，纤维结构或软骨破裂，髓核脱出，压迫相应的神经根产生的。目前，西医认为腰椎间盘突出症引起的腰腿痛产生的原理学说主要有自身免疫学说、机械压迫学说、化学性神经根炎学说。随着人们生活水平的提高，对生活质量的要求越来越高，而本病严重影响人们的生活质量。目前，对腰椎间盘突出的流行病学研究显示，中国人群发病率约为0.95%，以腰 4~5、腰 5~骶 1 间隙发病率最高，占 90%~96%。发病因素受多种因素的影响，如长期坐位姿势、体育锻炼少等。患者年轻化，发病率呈逐年递增的趋势。腰椎间盘突出症多见于男性，体重超重或偏瘦者也是腰椎间盘突出症的好发人群。在所有职业中，重体力劳动者（汽车生产线工人、机床零件组装工人、铁路沿线工人、建筑工地工人等）的发病率远高于其他职业。该类一线劳动者常出现腰椎大量负重，脊柱大角度扭转，对应肌肉、肌腱及韧带常遭受不同程度的暴力拉伸，相应椎体间的间盘受到强大的暴力，脊柱区域常出现急性、慢性损伤。外力作用，加之椎间盘不同程度的退行性病变，使椎间盘受到不同程度的损伤，进而发生椎间盘突出。目前，本病主要治疗方式是保守治疗，所以护理干预显得更为重要。

骨科疾病的相关治疗与护理的目的是恢复患者的相应运动能力，因此对患者进行功能锻炼指导尤为重要。功能锻炼的定义为通过适当的关节运动锻炼疏通筋骨、活血祛瘀、理气止痛，以达到提高骨与关节疾病患者关节的灵活性及脊柱稳定性的目的。

中医认为，腰椎间盘突出属于中医"痹病"的一类，"不通则痛，不荣则痛""痛多因瘀"，临床多将腰痛分为内因、外因两种情况。跌倒损伤为主要的病因，损伤劳累致气滞血瘀；内因多为患者身体的衰老，肝肾亏虚。从经络辨证的角度讲，腰痛多属督脉、膀胱经病，脉络气机不畅而致气血痹阻。督脉受损，造成"督脉气亏、瘀血阻络"之症。腰部经络气血充盈，故腰部的损伤常导致气血运行不畅。对于气滞血瘀型腰椎间盘突出症，治疗的方法多为"益气活血，行气通经"。《黄帝内经·素问·刺腰痛》中"足太阳脉令人腰痛"为平衡火罐治疗腰椎间盘突出症取足太阳经提供了理论依据。

　　王文远教授提出的"平衡理论"[①]对于火罐治疗的影响巨大。平衡理论是在继承传统医学的基础上，吸收现代科学理论，以中医的心神调控学说和西医的神经调控学说为理论基础，以脑科学生命基因程序为重点，以探索生命科学自身发展规律、疾病科学自身演变规律和修复科学自我干预规律为目的一门现代针灸学科。该学科创立和形成了针灸与心理、生理、社会、自然相适应的整体平衡医学调节模式。[②]平衡火罐是循经拔罐的一种治疗方法，是使用中医阴阳理论，以神经的传递为途径，以自身的调和为核心，适用于人的一种自然疗法。

　　平衡火罐法于1984—1985年开始应用于临床，手法由三种发展到十余种，治疗的病种也日渐增多，已成为脱离于针法、灸法的一种独立疗法。平衡火罐可调和阴阳、调整脏腑、疏通经络，对传统火罐中"闪、揉、推、抖"等方法进行了大量改良。

　　平衡火罐法对颈腰部肌肉进行拉伸和熨刮，恢复其肌肉弹性，使肌肉精气充盈，疏通瘀阻，改善局部血液循环；对急性扭伤正处于痉挛的肌纤维进行放松，使气血运行更加通畅。

　　中医特色护理中的平衡火罐法在气滞血瘀型腰椎间盘突出症患者护理中的应用对缓解患者腰椎间盘突出症相关的症状效果明显，且安全性较高，值得在临床推广。

● 【护理及注意事项】

(一) 沟通及护理要点

　　(1) 操作时动作要准确熟练，火罐吸力适当，随时询问患者感受，根据患者耐受程度及时调整手法及力度。

　　(2) 闪罐过程中及时更换火罐，以免罐口过热烫伤患者皮肤。

　　(3) 治疗后局部皮肤出现紫红色瘀斑为正常表现，数日方可消退。

　　(4) 拔罐后需较平日多饮水，夏季拔罐部位忌风扇或空调直吹。

　　(5) 拔罐后3 h内不可洗澡。

---

① 王文远. 平衡针灸学最新理论研究 [J]. 中国中医药现代远程教育，2004，2 (12)：18-21.
② 王文远. 王氏平衡针疗法 [M]. 北京：中国中医药出版社，2016：1-6.

(二) 不良反应的预防及处理

1. 晕罐的预防及处理

(1) 首次治疗的患者，刺激程度及走罐范围应小，时间宜短。

(2) 操作过程中注意观察患者反应。

(3) 如有不适，应立即起罐，协助患者取平卧位，保暖并饮热水或糖水，按摩内关、合谷、太阳、足三里等穴。症状较重者，遵医嘱对症处理。

2. 皮肤感染的预防及处理

(1) 在罐口或操作部位皮肤涂适量中药精油，罐口要圆、厚、平滑，以防损伤皮肤。

(2) 若皮肤损伤，立即消毒处理，保持局部清洁干燥；若发生感染，遵医嘱对症处理。

3. 疼痛的预防及处理

(1) 在罐口或操作部位皮肤涂适量中药精油，罐口要圆、厚、平滑，减轻疼痛，避免损伤皮肤。

(2) 手法正确，根据患者耐受程度及时进行调整。

4. 烫伤的预防及处理

(1) 拔罐手法熟练，动作稳、准、快。

(2) 闪火时酒精棉球应送入罐底，经过罐口时动作要快，避免罐口反复加热。操作过程中随时询问患者感受，如感觉罐体过热，及时更换另一罐继续操作。

(3) 如不慎烫伤，水疱较小者不必处理，可自行吸收。水疱较大者，用无菌注射器抽吸液体，做好换药工作，预防感染。

● 【操作流程图】

平衡火罐操作流程图见图 3-1。

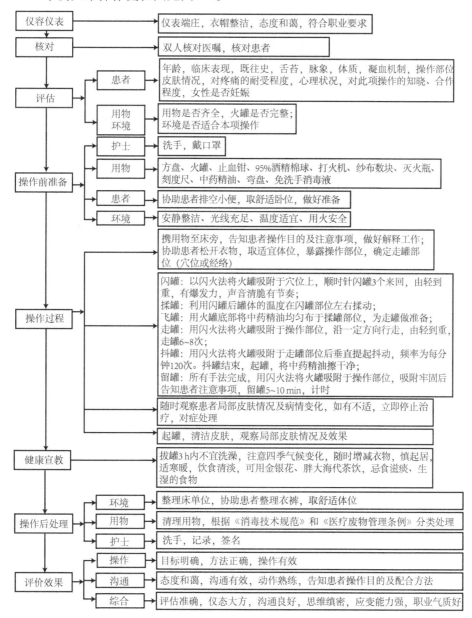

仪容仪表	仪表端庄，衣帽整洁，态度和蔼，符合职业要求
核对	双人核对医嘱，核对患者

评估
- 患者：年龄、临床表现、既往史、舌苔、脉象、体质、凝血机制、操作部位皮肤情况，对疼痛的耐受程度，心理状况，对此项操作的知晓、合作程度，女性是否妊娠
- 用物环境：用物是否齐全，火罐是否完整；环境是否适合本项操作

操作前准备
- 护士：洗手，戴口罩
- 用物：方盘、火罐、止血钳、95%酒精棉球、打火机、纱布数块、灭火瓶、刻度尺、中药精油、弯盘、免洗手消毒液
- 患者：协助患者排空小便，取舒适卧位，做好准备
- 环境：安静整洁、光线充足、温度适宜、用火安全

操作过程
- 携带物至床旁，告知患者操作目的及注意事项，做好解释工作；协助患者松开衣物，取适宜体位，暴露操作部位，确定走罐部位（穴位或经络）
- 闪罐：以闪罐法将火罐吸附于穴位上，顺时针闪罐3个来回，由轻到重，有爆发力，声音清脆有节奏；揉罐：利用闪罐后罐体的温度在闪罐部位左右揉动；飞罐：用火罐底部将中药精油均匀布于揉罐部位，为走罐做准备；走罐：用火法将火罐吸附于操作部位，沿一定方向行走，由轻到重，走罐6~8次；抖罐：用火法将火罐吸附于走罐部位后垂直提起抖动，频率为每分钟120次。抖罐结束，起罐，将中药精油擦干净；留罐：所有手法完成，用火法将火罐吸附于操作部位，吸附牢固后告知患者注意事项，留罐5~10 min，计时
- 随时观察患者局部皮肤情况及病情变化，如有不适，立即停止治疗，对症处理
- 起罐，清洁皮肤，观察局部皮肤情况及效果

健康宣教
- 拔罐3 h内不宜洗澡，注意四季气候变化，随时增减衣物，慎起居，适寒暖，饮食清淡，可用金银花、胖大海代茶饮，忌食滋痰、生湿的食物

操作后处理
- 环境：整理床单位，协助患者整理衣裤，取舒适体位
- 用物：清理用物，根据《消毒技术规范》和《医疗废物管理条例》分类处理
- 护士：洗手，记录，签名

评价效果
- 操作：目标明确，方法正确，操作有效
- 沟通：态度和蔼，沟通有效，动作熟练，告知患者操作目的及配合方法
- 综合：评估准确，仪态大方，沟通良好，思维缜密，应变能力强，职业气质好

图 3-1 平衡火罐操作流程图

● 【评分标准】

平衡火罐评分标准见表3-1。

表3-1 平衡火罐评分标准

项目	序号	技术操作步骤	分值(分)	备注
仪容仪表	1	仪表端庄, 衣帽整洁, 态度和蔼, 符合职业要求	1	一项不符 –0.5分
	2	修剪指甲, 洗手	1	一项未做 –0.5分
核对	1	双人核对医嘱	1	未核对不得分
	2	核对患者(两个以上核对点)	1	缺一项 –0.5分
评估	1	患者: 年龄, 临床表现, 既往史, 过敏史, 舌苔, 脉象, 体质, 凝血机制, 操作部位皮肤情况, 对疼痛的耐受程度, 心理状况, 对此项操作的知晓, 合作程度, 女性是否妊娠或月经期	5	缺一项 –0.5分
	2	用物: 用物是否齐全, 火罐是否完整	2	一项未评估 –1分
	3	环境: 是否适合本项操作	2	未评估不得分
操作前准备	1	护士: 洗手, 戴口罩	2	一项未做 –1分
	2	用物: 车上层: 方盘、火罐、止血钳、95% 酒精棉球、打火机、纱布数块、灭火瓶、刻度尺、中药精油、弯盘、免洗手消毒液、执行单; 车下层: 医疗、生活垃圾桶; 必要时: 屏风、毛毯或浴巾	6	缺一项 –0.5分
	3	患者: 协助患者排空小便, 取舒适卧位, 做好准备	3	一项未做 –1分
	4	环境: 安静整洁、光线充足、温度适宜、用火安全	2	缺一项 –0.5分
操作过程	1	携用物至床旁, 查对患者信息(两个以上查对点)	2	查对不全 –1分
	2	做好解释工作, 告知患者操作目的及注意事项, 取得患者配合	2	沟通不全面 –1分
	3	协助患者取适宜体位, 暴露拔罐部位, 注意保暖, 必要时用屏风遮挡	2	一项不符 –0.5分

项目	序号	技术操作步骤	分值（分）	备注
操作过程	4	遵医嘱选穴及经络，口述定位方法	2	定位不准确不得分
	5	选择大小合适的火罐，用清洁纱布在罐口旋转 1 周，检查边缘是否光滑	1	未检查不得分
	6	清洁局部皮肤	1	未清洁不得分
	7	查对患者信息	2	查对不全 –1 分
	8	闪罐：以闪火法将火罐吸附于穴位上，顺时针闪罐 3 个来回，由轻到重，有爆发力，声音清脆有节奏	2	方法不正确不得分
	9	边操作边口述：询问患者感受，如罐口温度过高，及时更换，以免烫伤皮肤	1	未口述不得分
	10	如发现酒精棉球发黑或火焰变小，应将棉球投入灭火瓶中彻底熄灭，更换酒精棉球	1	操作不当不得分
	11	闪罐结束后将酒精棉球投入灭火瓶中彻底熄灭	1	未熄灭不得分
	12	揉罐：利用闪罐后罐体的温度在闪罐部位左右揉动	2	手法不正确不得分
	13	飞罐：用火罐底部将中药精油均匀布于揉罐部位，为走罐做准备	2	涂抹不均匀 –1 分
	14	走罐：用闪火法将火罐吸附于操作部位，沿一定方向行走，由轻到重，走罐 6～8 次	2	手法不正确不得分
	15	操作过程中随时询问患者感受，以患者能耐受为宜，并观察皮肤情况，以局部皮肤出现充血或瘀血为度	1	未询问患者 –0.5 分；未观察 –0.5 分
	16	抖罐：以闪火法将火罐吸附于走罐部位后垂直提起抖动，频率为每分钟 120 次	2	手法不正确不得分
	17	抖罐结束后，以正确方法起罐	1	手法错误不得分
	18	清洁局部皮肤，擦净残留的中药精油	1	未清洁不得分
	19	留罐：所有手法完成后，用闪火法将火罐吸附于操作部位，吸附牢固后告知患者注意事项，留罐 5～10 min，计时	2	吸附不牢 –1 分；未计时 –1 分
	20	查对患者信息	1	未查对不得分
	21	整理用物，洗手	1	未洗手不得分

续表

项目	序号	技术操作步骤	分值(分)	备注
操作过程	22	口述：随时观察局部皮肤情况及病情变化，询问患者感受，如有不适，立即停止治疗，对症处理	1	未口述不得分
	23	携用物至床旁，查对患者信息(两个以上查对点)	2	查对不全 -1分
	24	确认留罐时间到，以正确手法起罐	1	手法错误不得分
	25	清洁皮肤，观察局部皮肤情况及效果	1	未清洁不得分
	26	口述：如局部有水疱，较大时常规皮肤消毒，抽液后外涂所需药物，必要时覆盖敷料	1	未口述不得分
	27	再次查对患者信息(两个以上查对点)	2	查对不全 -1分
健康宣教	1	给予患者健康指导，告知相关事项	4	告知不全酌情扣分
操作后处理	1	环境：整理床单位，协助患者穿衣，合理安排体位	3	一项不符 -1分
	2	用物：清理物品，根据《消毒技术规范》和《医疗废物管理条例》分类处理	3	未清理用物-1分；未分类清理垃圾 -2分
	3	护士：洗手，记录，签名	4	一项未做 -1分
效果评价	1	操作：目标明确，方法正确，操作熟练，效果好	4	一项不符 -1分
	2	沟通：态度和蔼，语言通俗易懂，告知患者操作目的及配合方法	4	一项不符 -1分
	3	综合：评估准确，仪态大方，沟通良好，思维缜密，职业气质好	4	一项不符 -1分
理论提问	1	操作目标、适应证、禁忌证、不良反应的预防及处理	8	回答不全面酌情扣分

● 【操作记录单】

平衡火罐中医护理技术操作记录单见表3-2。

表 3-2 平衡火罐中医护理技术操作记录单

科室	床号	日期	起始时间	患者姓名	操作项目	过程观察	效果评价	出现问题	处理措施	护士签名	备注

第四章　艾条灸技术操作

●【概念】

艾条灸为灸法之一，是将艾条点燃后在腧穴部位或患处熏灸的一种操作方法。根据施灸过程中的手法不同，又分为温和灸、雀啄灸、熨热灸、雷火神针灸、太乙神针灸等。

●【目的】

(1) 温经散寒，升阳举陷。
(2) 疏通经络，消瘀散结。
(3) 调和气血，补虚固脱。

●【适应证】

(1) 寒凝经脉证：胃痛、泄泻、痛经、月经不调、绝经前后诸症、不孕不育、遗精、阳痿、早泄、遗尿、尿失禁等。

(2) 瘀血痹阻证：腰痛、项痹、膝痹、尪痹等痹证及跌扑闪挫或慢性劳损所致各种病症。

(3) 气血亏虚证：失眠、头痛、虚劳、术后，以及肿瘤放疗、化疗后。

●【禁忌证】

(一) 禁灸部位

部分在头面部或重要脏器、大血管附近的穴位，应尽量避免施灸或选择适宜的灸法，特别不宜用艾炷直接灸。另外，孕妇腹部禁灸。

(二) 禁忌病证

凡高热、大量吐血、中风闭证及肝阳上亢头痛者，一般不适宜用灸法。

(三) 禁忌体质

对于过饱、过劳、过饥、醉酒、大渴、大惊、大恐、大怒者，慎用灸法。

● 【评估】

（1）患者临床表现、过敏史、既往史、凝血机制、体质。

（2）患者施灸部位皮肤情况、对疼痛的耐受程度、对热及气味的耐受程度。

（3）女性是否妊娠。

（4）用火是否安全。

● 【告知】

（1）艾灸部位出现红紫色痧点或瘀斑，数日后方可消失。

（2）艾灸部位的皮肤有疼痛、灼热的感觉。

● 【准备】

（一）护士准备

仪表大方、举止端庄、态度和蔼、衣帽整齐、洗手、戴口罩。

（二）物品准备

方盘、艾条、打火机、酒精灯、纱布、灭火瓶、刻度尺、弯盘、免洗手消毒液。

（三）患者准备

协助患者排空小便，取舒适卧位，做好准备。

（四）环境准备

安静整洁、光线充足、温度适宜、用火安全。

● 【操作方法及步骤】

（一）基本操作顺序

1.体位选择

常用体位：仰卧位、侧卧位、俯卧位、仰靠坐位、俯伏坐位。

2.施灸顺序

施灸的顺序，临床上常见先灸上部，后灸下部；先灸背部，后灸腹部；先灸头身，后灸四肢；先灸阳经，后灸阴经。施灸壮数先少后多，施灸艾炷先小后大。

3. 施灸手法

施灸手法有补有泻，需辨证而定，虚者宜补，实者宜泻。

（二）常见操作方法

1. 温和灸

操作步骤：将艾条燃着一端，对准应灸的腧穴部位或患处，距离皮肤2~3 cm，进行熏灸（本书中选穴与《砭石标准》合并使用）。对于局部知觉减退的受术者或小儿，施术者可将示、中两指置于施灸部位两侧，这样可以通过施术者手指的感觉来测知受术者局部受热程度，以便随时调节施灸距离，掌握施灸时间，防止烫伤。

操作时间：每次灸10~15 min，以施灸部位出现红晕为度。每日1~2次，一般7~10次为1个疗程。

适应证：主要用于腰腿痛、风寒湿痹、肘劳、肩周炎、面瘫、胃痛、腹痛、泄泻、咳嗽、哮喘、心悸、胎位不正及其他慢性疾病的防治，还常用于保健灸。

2. 雀啄灸

操作步骤：取清艾条或药艾条1支，将艾条燃着端对准所选穴位，采用类似麻雀啄食般的一起一落、忽近忽远的手法施灸，给以较强烈的温热刺激。亦有以艾条靠近穴位灸至受术者感到灼烫提起为1壮，如此反复操作，每次灸3~7壮。无论何种操作，都以局部出现深红晕湿润或受术者恢复知觉为度。

操作时间：艾条灸每次灸10~15 min，以施灸部位出现红晕为度。

适应证：主要用于感冒、急性疼痛、高血压、慢性腹泻、网球肘、脱肛、前列腺炎的防治及某些小儿急慢性病症等的预防保健。

3. 回旋灸

操作步骤：平面回旋灸，将艾条点燃端先在选定的穴区或患部熏灸测试，至局部有灼热感时，即在此距离做平行往复回旋施灸。

螺旋式回旋灸，即将灸条燃着端反复从离穴或患部最近处，由近及远呈螺旋式施灸。

操作时间：艾条灸每次灸20~30 min，以施灸部位出现红晕为度。

适应证：适用于病损表浅而面积大者，如对神经性皮炎、牛皮癣、股外侧皮神经病、皮肤浅表溃疡、带状疱疹、褥疮的防治，对骨性关节炎及面神经炎也有较好的防治效果。

4.齐灸

操作步骤：①多艾条齐灸法：取艾条 2 ~ 3 支，同时点燃一端。如为 3 支，右手拇指、示指及中指、无名指各夹 1 支，左手拇指、示指夹 1 支，同时在所选的穴位及上下施灸：距 1 ~ 2 cm 进行熏烤。②单艾条施灸法：将单支艾条的一端点燃，对准选定的穴位施灸，再在穴位循经路线上，每个穴位上下各 1 cm 处再进行施灸。

操作时间：艾条灸每次灸 10 ~ 15 min，以施灸部位出现红晕为度。

适应证：适用于风寒湿痹证、痿证的防治。

5.实按灸

操作步骤：在施灸部位铺上棉纸 10 层左右或棉布 5 ~ 7 层，取雷火针 2 支，均点燃一端，将其中 1 支作为备用，另 1 支以握笔状执住艾条，正对穴位，紧按在棉纸或棉布上，稍留 1 ~ 2 s，使温热之气抵达皮肤，至病者觉烫不可忍，略提起药艾条，待热减后再次按压。

操作时间：艾条灸每次灸 20 ~ 30 min，以施灸部位出现红晕为度。

适应证：适用于风寒湿痹、痿证、腹痛及泄泻等病症的防治。

6.温针灸

操作步骤：先取长度在 1.5 寸（0.30 mm × 40 mm）以上的毫针，刺入穴位得气。

在留针过程中，于针柄上或裹以纯艾绒的艾团，或取长约 2 cm 的艾条套在针柄之上，无论是艾团还是艾条段，均应距皮肤 2 ~ 3 cm，再从其下端点燃施灸。

操作时间：每次灸 20 ~ 30 min，以施灸部位出现红晕为度。

适应证：适用于寒盛湿重、经络壅滞之证，可缓解关节痹痛、肌肤不仁等病症。

7.灯火灸

操作步骤：①点穴：根据疾病选定穴位后，用色笔做上记号。②燃火：取 3 ~ 4 cm 长的灯芯草将一段浸入油中，施术者点燃灯芯草的上 1/3 处。

③爆淬：将燃火缓慢移向腧穴，停瞬间后，待火焰稍大，快速接触穴位。

操作时间：以施灸部位出现红晕为度。

适应证：适用于各科病症，如头痛、胃痛、腰痛、痹证、疝气、外感、鼻衄的防治，对疳积、惊厥、呃逆等更为常用。

【常见病治疗】

(一) 常见病症选穴

(1) 胃痛：上脘、中脘、下脘、足三里、内关、天枢、梁丘、曲池。

(2) 膝痹：膝眼、足三里、阴陵泉、阳陵泉、阿是穴。

(3) 泄泻：天枢、足三里、上巨虚、阴陵泉、脾俞、肾俞。

(4) 月经不调：关元、气海、血海、三阴交、足三里、归来、中极、天枢。

(5) 尪痹：肾俞、脾俞、胃俞、手三里、足三里、曲池、阳陵泉、血海。

(二) 穴位介绍

1. 上巨虚

归经：足阳明胃经。

定位：在犊鼻下6寸，足三里下3寸。

功效：通肠化滞，理脾和胃，疏经调气。

2. 上脘

归经：任脉。

定位：前正中线上，脐上5寸。

功效：和胃降逆，疏肝宁神。

3. 归来

归经：足阳明胃经。

定位：脐中下4寸，前正中线旁开2寸。

功效：活血化瘀，调气通经。

(三) 常见病艾条灸治疗法

1. 艾条灸神阙治疗糖尿病患者便秘

便秘是糖尿病患者常见的并发症之一，有研究表明，约有2/3的糖尿病患者发生便秘，而糖尿病并发广泛神经病变的患者便秘发生率可高达90%。

便秘可引起患者腹痛、腹胀、食欲不振、烦躁焦虑,用力排便甚至可引起脑血管破裂、猝死、肠穿孔、失明等严重后果,也是加重糖尿病患者血糖不稳定的不可忽视的原因,应引起医护人员重视。

(1)艾条灸神阙操作方法。

协助患者取仰卧位,暴露脐部,神阙即肚脐。施灸时,将艾条一端点燃并对准施灸部位,距皮肤2~3 cm处进行艾条灸,以回旋灸、温和灸施灸,以患者局部有温热感但无灼痛为宜,灸10~15 min至皮肤出现红晕为度。每日1次,7天为1个疗程。

(2)原理探寻。

神阙为经络之中枢、经气之海,艾条灸神阙,以神阙为刺激部位,激发经气,疏通经络,促进气血运行,调节人体阴阳与脏腑功能,具有扶助正气、温中去湿的作用,使脉络通畅,脾气得运,胃肠蠕动正常,大便软化通畅。实验证明,艾条灸能降低糖尿病患者血糖、血脂,降低高糖对营养神经微血管及大血管内皮细胞的损害作用,可改善神经传导速度。由于脐部特殊的生理结构,如脐部皮肤菲薄、无皮下脂肪组织、含大量微血管,以及敏感度高、渗透性强、吸收力快等特点,药物分子较易透过脐部皮肤的角质层进入细胞间质,迅速弥散入血。[①]艾条灸神阙,艾条灸产热使皮下微血管扩张,血液循环改善,使艾绒的药性从脐孔中借腧穴渗透,温经通络,调理脏腑阴阳,调整胃肠气机,促进胃肠蠕动,达到泻下通便的目的。

综上所述,艾条灸神阙起到调理脏腑阴阳、调整胃肠气机、促进胃肠蠕动的作用,达到泻下通便的目的,对治疗糖尿病便秘具有疗效显著、无创伤、无不良反应、经济实惠、患者易于接受等特点,可提高糖尿病便秘患者对医疗措施的依从性和对康复的信心,改善患者的生活质量。此操作简单易行,护士经过规范培训后能独立完成,临床可广泛使用,同时要求护理人员在治疗过程中注重辨证施护,提供个性化中医护理服务,提高患者满意度。

2.腹腔镜阑尾炎手术术后患者胃肠功能障碍

术后胃肠功能障碍/紊乱是指腹部手术后,小肠动力恢复时间大于24 h,胃动力恢复时间大于48 h,结肠动力恢复时间大于72 h而出现麻痹性

---

① 王慧欣,张广清.艾灸促进腹部术后胃肠功能恢复的研究进展[J].光明中医,2017,32(09):1372-1374.

肠梗阻，导致腹痛、腹胀、排气排便时间延长等一系列症状的综合征。其发生原因与麻醉药物使用、术中翻动肠管、手术应激反应有关。尽管腹腔镜手术可以在一定程度上减轻手术造成的创伤，但腹部手术后消化道功能障碍发生率仍在 15% 以上，如不尽早恢复胃肠功能，将影响患者术后康复，甚至造成粘连性肠梗阻等严重并发症。祖国医学认为，造成消化道功能障碍的原因是手术创伤影响了气血津液，导致气血运行不畅，治疗应以理气通腹、通经温络为主。艾条灸是艾灸的一种方式，可借助体表腧穴将艾条的热力作用、药物作用传达至体内，起到温经活络的功效。

施灸者由经验丰富的针灸专科医生培训，经考核合格后，允许进行操作。术后次日早晨 8:00 左右，嘱患者仰卧位，根据《腧穴名称与定位》①中的穴位定位要求，取双侧足三里，施灸者手持艾条将点燃的一端对准施灸穴位，距皮肤 2 ~ 5 cm 处熏灸，施灸者另放一手指在穴位旁，以掌握皮肤温度，施灸时间为 30 min，施灸过程中严密观察患者反应，如患者感到灼热难忍，施灸者酌情调整施灸距离，或终止施灸，灸毕把灸条彻底熄灭，清洁局部皮肤。每日施灸一次至首次排气或排便为止。

艾条灸对促进腹腔镜阑尾炎手术患者术后胃肠功能恢复具有积极的作用，同时可减轻患者腹痛、腹胀程度，且无明显不良反应，具有较好的临床应用价值。

● 【护理及注意事项】

(一) 沟通及护理要点

(1) 施灸部位宜先上后下，先背面后正面，先躯干后四肢。

(2) 施灸过程中不宜随便改变体位，以免烫伤。

(3) 施灸过程中局部皮肤可能出现水疱。

(4) 治疗过程中密切观察患者局部皮肤情况并询问患者感受。如有烧灼、热烫感，及时进行调整；如出现头昏、眼花、恶心、颜面苍白、心慌出汗等不适现象，立即停灸，对症处理。

(5) 女性患者治疗期间，如月经量过多或过少，属体内排毒反应或肝、

---

① 黄龙祥，赵京生，吴中朝，等. 2006 年版国家标准《腧穴名称与定位》编制说明 [J]. 中国针灸，2009，29(11)：924-926.

脾、肾虚不能固摄所致，随着灸疗的进展，脏腑气血功能的增强，症状会逐渐消失。

（6）灸后注意保暖，较平常多饮温开水，饮食宜清淡。

（二）不良反应的预防及处理

1. 烫伤的预防及处理

（1）施灸时应思想集中，及时去除艾灰，防止烫伤患者皮肤。

（2）施灸者及时与患者沟通，询问患者感受。

（3）如患者不慎烫伤，水疱较小者不必处理，可自行吸收；水疱较大者，用无菌注射器抽吸液体，做好换药工作，预防感染。

2. 晕灸的预防及处理

（1）施灸前仔细评估患者有无晕灸史。

（2）晕灸时，立即停灸，协助患者平卧，可适当饮用糖水，指导患者放松心情，必要时对症处理。

3. 灸后便秘的预防及处理

（1）适当减少腹部施灸的时间和火力。

（2）指导患者多饮水，如冲饮带温补作用的红枣、麦冬、蜂蜜等。

4. 上火的预防及处理

（1）根据患者体质虚寒的程度，选择适当的火力，灵活掌握艾灸时间。患者应适当进行有氧运动，拉通全身经脉，避免瘀滞。

（2）艾灸前后较平日多饮温开水。

（3）若出现上火现象，可灸涌泉或泡脚，以引火下行。

（4）注意休息，调整生活作息，饮食以清淡为宜。

5. 水疱处理

施灸后皮肤出现红晕是正常现象，若艾火热力过强、施灸过重，皮肤易发生水疱。如果水疱较大，用消毒针刺破后消毒，防止感染，数日内可痊愈，1个月内局部可能留有色素沉着。

● 【操作流程图】

艾条灸操作流程图见图4-1。

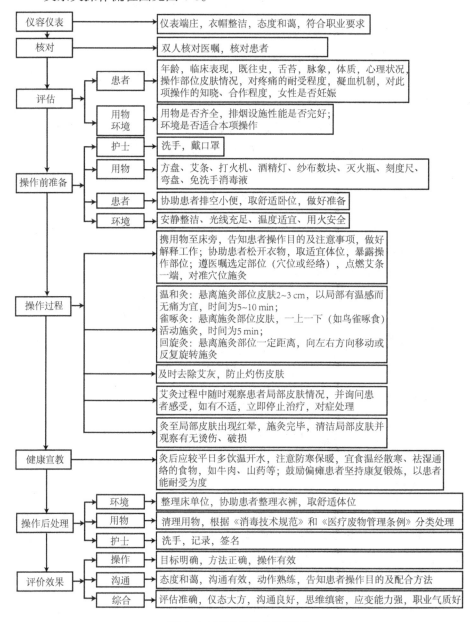

| 仪容仪表 | → | 仪表端庄，衣帽整洁，态度和蔼，符合职业要求 |

| 核对 | → | 双人核对医嘱，核对患者 |

| 评估 | → 患者 → | 年龄、临床表现、既往史、舌苔、脉象、体质、心理状况、操作部位皮肤情况，对疼痛的耐受程度，凝血机制，对此项操作的知晓、合作程度，女性是否妊娠 |
| | → 用物环境 → | 用物是否齐全，排烟设施性能是否完好；环境是否适合本项操作 |

操作前准备	→ 护士 →	洗手，戴口罩
	→ 用物 →	方盘、艾条、打火机、酒精灯、纱布数块、灭火瓶、刻度尺、弯盘、免洗手消毒液
	→ 患者 →	协助患者排空小便，取舒适卧位，做好准备
	→ 环境 →	安静整洁、光线充足、温度适宜、用火安全

操作过程	→	携用物至床旁，告知患者操作目的及注意事项，做好解释工作；协助患者松开衣物，取适宜体位，暴露操作部位；遵医嘱选定部位（穴位或经络），点燃艾条一端，对准穴位施灸
	→	温和灸：悬离施灸部位皮肤2~3 cm，以局部有温感而无痛为宜，时间为5~10 min；雀啄灸：悬离施灸部位皮肤，一上一下（如鸟雀啄食）活动施灸，时间为5 min；回旋灸：悬离施灸部位一定距离，向左右方向移动或反复旋转施灸
	→	及时去除艾灰，防止灼伤皮肤
	→	艾灸过程中随时观察患者局部皮肤情况，并询问患者感受，如有不适，立即停止治疗，对症处理
	→	灸至局部皮肤出现红晕，施灸完毕，清洁局部皮肤并观察有无烫伤、破损

| 健康宣教 | → | 灸后应较平日多饮温开水，注意防寒保暖，宜食温经散寒、祛湿通络的食物，如牛肉、山药等；鼓励偏瘫患者坚持康复锻炼，以患者能耐受为度 |

操作后处理	→ 环境 →	整理床单位，协助患者整理衣裤，取舒适体位
	→ 用物 →	清理用物，根据《消毒技术规范》和《医疗废物管理条例》分类处理
	→ 护士 →	洗手，记录，签名

评价效果	→ 操作 →	目标明确，方法正确，操作有效
	→ 沟通 →	态度和蔼，沟通有效，动作熟练，告知患者操作目的及配合方法
	→ 综合 →	评估准确，仪态大方，沟通良好，思维缜密，应变能力强，职业气质好

图4-1 艾条灸操作流程图

● 【评分标准】

艾条灸评分标准见表4-1。

表4-1 艾条灸评分标准

项目	序号	技术操作步骤	分值(分)	备注
仪容仪表	1	仪表端庄,衣帽整洁,态度和蔼,符合职业要求	1	一项不符 -0.5分
	2	修剪指甲,洗手	1	一项未做 -0.5分
核对	1	双人核对医嘱	1	未核对不得分
	2	核对患者(两个以上核对点)	1	核对不全 -0.5分
评估	1	患者:年龄,临床表现,过敏史,凝血机制,既往史,舌苔,脉象,体质,施灸部位皮肤情况,对疼痛、热及气味的耐受程度,心理状态,女性是否妊娠	5	缺一项 -0.5分
	2	用物:用物是否齐全,排烟设施性能是否完好	2	一项未评估 -1分
	3	环境:是否适合本项操作	2	未评估不得分
操作前准备	1	护士:洗手,戴口罩	2	一项未做 -1分
	2	用物: 车上层:方盘、艾条、打火机、酒精灯、纱布数块、灭火瓶、刻度尺、弯盘、免洗手消毒液、执行单; 车下层:医疗、生活垃圾桶; 必要时:毛毯或浴巾、屏风	6	缺一项 -0.5分
	3	患者:协助患者排空小便,取舒适卧位,做好准备	3	一项未做 -1分
	4	环境:安静整洁、光线充足、温度适宜、用火安全	2	缺一项 -0.5分
操作过程	1	携用物至床旁,查对患者信息(两个以上查对点)	2	查对不全 -1分
	2	告知操作目的及注意事项,取得患者配合	3	缺一项 -1分
	3	协助患者取合适体位,暴露操作部位,必要时用屏风遮挡	3	一项不符合 -1分
	4	遵医嘱取穴定位,口述定位方法	2	定位不准确不得分
	5	用纱布清洁局部皮肤	2	未清洁不得分
	6	点燃艾条一端,及时熄灭酒精灯	2	方法不正确 -1分
	7	查对患者信息	2	查对不全 -1分

项目	序号	技术操作步骤	分值(分)	备注
操作过程	8	手持艾条将点燃一端对准施灸穴位	2	穴位不准确 −1 分
		边操作边口述		
	9	温和灸:悬离施灸部位皮肤 2~3 cm,以局部有温感而无痛为宜,时间为 5~10 min	3	方法不正确 −1 分;未口述 −1 分
	10	雀啄灸:悬离施灸部位皮肤,一上一下(如鸟雀啄食)活动施灸,时间为 5 min	3	方法不正确 −1 分;未口述 −1 分
	11	回旋灸:悬离施灸部位一定距离,向左右方向移动或反复旋转施灸	3	方法不正确 −1 分;未口述 −1 分
	12	及时去除艾灸灰,防止灼伤皮肤	3	有艾灰自行脱落 −1 分
	13	口述:艾灸过程中随时观察患者局部皮肤情况,并询问患者感受,如有不适,立即停止治疗,对症处理	3	沟通不到位 −1 分;未口述 −1 分
	14	灸至局部皮肤出现红晕,施灸完毕,将艾条插入灭火瓶内彻底熄灭	2	方法不正确 −1 分
	15	用纱布清洁局部皮肤,观察有无烫伤、破损	3	一项不符 −1 分
	16	再次查对患者信息(两个以上查对点)	2	查对不全 −1 分
健康宣教	1	灸后较平日多饮温开水,注意防寒保暖,宜食温经散寒、祛湿通络的食物,如牛肉、山药等。鼓励偏瘫患者坚持康复锻炼,以患者能耐受为度	4	告知不全酌情扣分
操作后处理	1	环境:整理床单位,协助患者穿衣,安排舒适体位	3	一项不符 −1 分
	2	用物:清理用物,根据《消毒技术规范》和《医疗废物管理条例》分类处理	3	未清理用物 −1 分;未分类处理垃圾 −2 分
	3	护士:洗手,记录,签名	4	一项未做 −1 分
效果评价	1	操作:目标明确,方法正确,施灸穴位准确,患者皮肤无损伤	4	一项不符 −1 分
	2	沟通:态度和蔼,语言通俗易懂,患者知晓注意事项,患者满意	4	一项不符 −1 分
	3	综合:沟通良好,动作熟练,操作有效,职业气质好	4	一项不符 −1 分

续表

项目	序号	技术操作步骤	分值(分)	备注
理论提问	1	操作目标、适应证、禁忌证、不良反应的预防及处理	8	回答不全面酌情扣分

● 【操作记录单】

艾条灸中医护理技术操作记录单见表4-2。

表4-2 艾条灸中医护理技术操作记录单

科室	床号	日期	起始时间	患者姓名	操作项目	过程观察	效果评价	出现问题	处理措施	护士签名	备注

第五章　温针灸技术操作

●【概念】

温针灸是针刺与艾灸结合使用的一种方法，又称针柄灸，即在留针过程中，将艾绒捏在针尾上，或将长度适宜的艾炷插于针柄上，点燃艾绒或艾炷，通过针体将热力传导至穴位，发挥针和灸的双重作用，以增强疗效的治疗方法。

●【理论】

温针灸主要有以下优点。

（1）灸筒由内、外两个薄金属板筒相套而成，内筒内燃艾绒，这样可以防止火烬外散及灼伤皮肤。

（2）灸筒的施灸面直径一般为 6 cm。由于施灸面积比传统艾炷灸、艾卷灸的面积大，对机体的温热刺激效应也大为增强。有人顾虑，这样大的施灸面会导致两三个穴位同时被灸。实践证明，这种现象会有，但对治疗并无不利影响。

（3）温针灸施灸时，热力能较好地下返，作用于施灸面。

（4）施灸时灸筒不悬起，而是隔着几层布放在施灸部位上，这样艾药燃烧时蒸发出的水汽可以聚于施灸部位，有利于皮肤对其中药用成分的吸收，并使灸位表皮保持湿润、舒适。

（5）可以基本做到施灸时有味无烟。

（6）便于固定，可以由患者一人操作自灸。

●【目的】

（1）祛湿散寒，消肿散结。

（2）温通经络，调和气血。

（3）升阳固脱，防病保健。

● 【适应证】

(1) 寒湿内蕴证：面瘫、胃痛、腹痛、痛经等。

(2) 气滞或气虚血瘀证：肩周炎、腰痛、关节痛、网球肘、膝痹等。

(3) 素体阳虚证：免疫功能低下及亚健康人群。

● 【禁忌证】

(1) 过饥、过饱、过劳、精神高度紧张者。

(2) 对艾条气味过敏，皮肤疾患、瘢痕及肿痛部位。

(3) 凝血机制障碍及全身水肿者。

(4) 女性妊娠期。

● 【评估】

(1) 患者临床表现、既往史、过敏史、凝血机制、心理状态。

(2) 患者施灸部位皮肤情况，对疼痛、热及气味的耐受程度。

(3) 女性是否妊娠。

● 【告知】

（1）施灸后局部皮肤出现微红灼热，属正常现象。如灸后出现小水疱，无须处理，可自行吸收。

（2）不要随意移动患者肢体，以防灼伤，如发生烫伤，应告知医生妥善处理。

● 【准备】

(一) 护士准备

仪表大方、举止端庄、态度和蔼、衣帽整齐、洗手、戴口罩。

(二) 物品准备

方盘、艾灸盒、艾条、打火机、酒精灯、弯盘、灭火瓶、刻度尺、纱布数块、免洗手消毒液。

(三) 患者准备

协助患者排空小便，取舒适卧位，做好准备。

(四) 环境准备

安静整洁、光线充足、温度适宜、用火安全。

【操作方法及步骤】

(1) 先取长度在 1.5 寸以上的毫针，刺入穴位得气后，在留针过程中，取约 2 cm 长的艾条一段套在针柄上，或在针柄上裹以纯艾绒的艾团，无论艾条段还是艾团，均应距皮肤 3 cm 以上，再从其下端点燃施灸。

(2) 在燃烧过程中，应将一长约 5 cm、宽约 3 cm 的硬纸片置于该穴区，以稍减火力，并在患者感觉灼痛时加用硬纸片，以防灼伤患者。每次如用艾条段则只需 1～2 壮，艾团可灸 3～4 壮。

(3) 患者若不慎被灼伤，应尽快联系有相关经验的医生给予妥当处置。

(4) 还可采用帽状艾炷行温针灸。帽状艾炷的主要成分为艾叶炭，类似无烟灸条，但其长度为 2 cm，直径为 1 cm，一端有小孔，点燃后可插于针柄上，燃烧时间为 30 min。因其外形像小帽，可戴于毫针上，故又称帽炷灸。帽炷灸既无烟，不会污染空气，同时它的作用时间又长，是一种较为理想的温针灸法。

(5) 待艾绒或艾条燃尽无热度后除去灰烬。艾灸结束，先将艾绒灰烬轻轻掸入专用器皿中，然后将针取出。

【常见病治疗】

(一) 常见病症选穴

(1) 胃痛：足三里、脾俞、胃俞、中脘、中府。

(2) 腰痛：命门、委中、腰阳关、肾俞、大肠俞、阿是穴。

(3) 膝痹：膈俞、血海、犊鼻、内膝眼。

(二) 穴位介绍

1. 中府

归经：手太阴肺经。

定位：在胸前壁外上方，前正中线旁开 6 寸，平第 1 肋间隙处。

功效：疏调肺气，和胃利水。

（三）常见病的温针灸治疗方法——以"颈腰同治"理论的颈型颈椎病治疗为例

目前较为公认的颈椎病分型有颈型、椎动脉型、神经根型、交感神经型、脊髓型和混合型，而颈型颈椎病多属于颈椎病发病早期，并可伴随出现于其他各型颈椎病的发病过程中，临床以颈部疼痛、酸胀、沉重等不适感为主要症状，可伴有颈部活动障碍或强迫体位，少数患者可出现上肢短暂的感觉异常。目前，临床治疗颈型颈椎病主要是针对颈部疼痛不适等对症治疗，常规针灸治疗主要以颈部取穴为主，虽能在短时间内缓解颈型颈椎病症状，但治疗结束后，颈椎病容易反复发作，远期疗效不甚理想。"颈腰同治"理论是林咸明教授在多年的临床实践中，结合颈椎病中西医发病机制，从经络循行、生理解剖、脊柱力学平衡等角度出发提出的治疗颈椎病的新思路和方法，该理论已在前期的临床实践中得到证实，并在治疗颈椎病中有较好的近远期疗效。

本研究中，笔者采用"颈腰同治"温针灸和常规颈部穴位温针灸治疗颈型颈椎病，评价"颈腰同治"温针灸治疗颈型颈椎病的近远期疗效及安全性，为"颈腰同治"温针灸治疗颈型颈椎病的临床应用提供依据。

"颈腰同治"温针灸治疗方法如下。

取穴：颈部取风池、天柱、颈百劳、完骨、天牖、阿是穴（包括压痛点或触诊有硬结或条索状物处），腰部取大肠俞、气海俞、腰 5 夹脊。

操作：嘱患者俯卧位，穴位处皮肤常规消毒，用直径 0.30 mm，长 40 mm 的一次性毫针，根据不同部位及患者胖瘦情况，各穴直刺 15～20 mm，得气后行平补平泻手法，以医者手下出现沉紧感或患者局部出现酸胀感、能忍受为度。在颈部风池和天柱及腰部大肠俞上行温针灸疗法，取长 1.5 cm 艾条插入针柄，于下端点燃，并在穴位处放置纸垫，防止艾灰掉落烫伤患者。其余穴位静留针 30 min 后出针，用消毒干棉球压迫针刺部位防止出血。

"颈腰同治"理论依据主要可从经络循行、生理解剖及脊柱力学平衡等角度进行阐述。①在经脉循行上，颈椎与腰椎联系密切，主要通过足太阳膀胱经与督脉加强彼此联系。在经络循行上，足太阳膀胱经与督脉均经过颈部和腰部。②在生理解剖上，颈椎与腰椎都是由椎体的骨性结构，以及其周围肌肉、韧带等软组织结构共同维护脊柱的稳定平衡。③从脊柱力学平衡依据来看，目前现代医学已发现，脊柱的稳定是由动态稳定系统和静态稳定系统共同维持的。动态稳定系统主要由脊柱肌肉协调，静态稳定系统主要指脊柱及其韧带结构。[①]"颈腰同治"温针灸治疗颈型颈椎病是中医整体观念的体现，也是中医"治未病"理念的体现，注重治病求本，未病先防，既病防变，通过针刺颈腰部腧穴，放松缓解颈部及腰部的肌肉紧张，纠正和恢复脊柱力学平衡，进而促进颈椎病的康复。温针灸则进一步温通气机，消寒散瘀，固本强筋，提高疗效。

基于"颈腰同治"理论，温针灸治疗颈型颈椎病近远期疗效优势肯定，为临床颈型颈椎病的治疗提出新的研究思路和治疗方法，并为其他类型颈椎病的治疗提供参考，值得临床推广。

● 【护理及注意事项】

(一) 沟通及护理要点

(1) 针刺时如有酸、麻、胀、痛、沉、紧、涩等感觉，属于正常针感。

(2) 艾绒或艾炷点燃后可出现较淡的中药燃烧气味。

(3) 艾绒或艾炷光圆紧实、固定牢固，忌松散，以防脱落，施灸过程中及时清除艾灰，防止艾灰或艾炷脱落烫伤皮肤或烧坏衣物。

(4) 操作过程中密切观察患者反应，若出现头晕、目眩、面色苍白、胸闷、欲呕等晕针现象，立即停灸，及时对症处理。

(5) 随时观察患者局部皮肤情况并询问患者感受，以患者感觉温热为度，指导患者不要随意改变体位，避免出现烫伤等情况。

(二) 不良反应的预防及处理

1. 晕针的预防及处理

(1) 评估患者有无晕针史，严格掌握禁忌证。

(2) 患者发生晕针时，护士应立即将针起出，协助患者平卧，注意保暖。若为轻微晕针，表现为头晕、心悸、出汗、视物模糊等症状时，可予患者口服适量50%葡萄糖溶液，并艾灸百会、足三里；若症状较重，出现晕厥或休克时，及时遵医嘱对症处理。

---

① 邓立春.颈夹脊穴浅刺治疗颈型颈椎病的疗效观察 [D].北京中医药大学，2012.

2. 出血和血肿的预防及处理

（1）评估患者有无出血病史，查看凝血指标。要熟悉表浅解剖知识及常用腧穴定位。

（2）局部血肿较明显者，应先做冷敷，以防继续出血，24 h 后再行热敷，使局部血肿消散。

3. 烫伤的预防及处理

（1）治疗过程中密切观察患者局部皮肤情况，并询问患者感受，如有烧灼、热烫的感觉，应立即停止治疗。

（2）如患者不慎烫伤，水疱较小者不必处理，可自行吸收；水疱较大者，用无菌注射器抽吸液体，做好换药工作，预防感染。

4. 滞针的预防及处理

（1）精神紧张的患者，应做好解释工作，消除其顾虑，同时应注意患者的体位和针刺强度。

（2）滞针时忌强力提插、捻转和出针。因精神紧张、肌肉挛缩引起的滞针，可安抚患者放松心情，通知医生，在滞针邻近部位给予循按或弹动针柄，或在附近再刺一针，即可缓解。

5. 弯针的预防及处理

（1）指导患者在留针过程中不要随意变换体位。

（2）出现弯针后不可提插、捻转。轻度弯曲时，可将针慢慢退出；弯曲较大时，应顺着弯曲方向将针退出。

● 【操作流程图】

温针灸操作流程图见图 5-1。

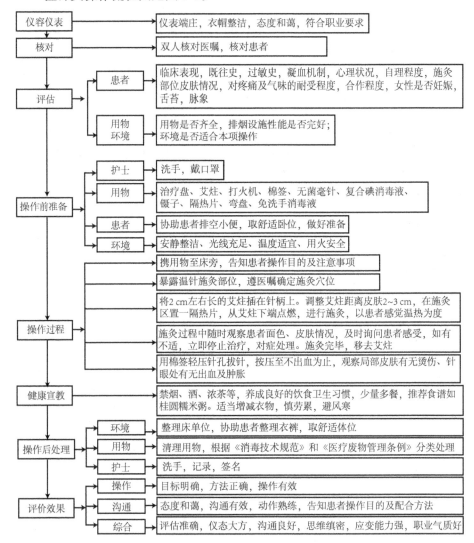

仪容仪表		仪表端庄，衣帽整洁，态度和蔼，符合职业要求
核对		双人核对医嘱，核对患者
评估	患者	临床表现，既往史，过敏史，凝血机制，心理状况，自理程度，施灸部位皮肤情况，对疼痛及气味的耐受程度，合作程度，女性是否妊娠，舌苔，脉象
	用物环境	用物是否齐全，排烟设施性能是否完好；环境是否适合本项操作
操作前准备	护士	洗手，戴口罩
	用物	治疗盘、艾炷、打火机、棉签、无菌毫针、复合碘消毒液、镊子、隔热片、弯盘、免洗手消毒液
	患者	协助患者排空小便，取舒适卧位，做好准备
	环境	安静整洁、光线充足、温度适宜、用火安全
操作过程		携用物至床旁，告知患者操作目的及注意事项
		暴露温针施灸部位，遵医嘱确定施灸穴位
		将2cm左右长的艾炷插在针柄上。调整艾炷距离皮肤2~3cm，在施灸区置一隔热片，从艾炷下端点燃，进行施灸，以患者感觉温热为度
		施灸过程中随时观察患者面色、皮肤情况，及时询问患者感受，如有不适，立即停止治疗，对症处理。施灸完毕，移去艾炷
		用棉签轻压针孔拔针，按压至不出血为止，观察局部皮肤有无烫伤、针眼处有无出血及肿胀
健康宣教		禁烟、酒、浓茶等，养成良好的饮食卫生习惯，少量多餐，推荐食谱如桂圆糯米粥。适当增减衣物，慎劳累，避风寒
操作后处理	环境	整理床单位，协助患者整理衣裤，取舒适体位
	用物	清理用物，根据《消毒技术规范》和《医疗废物管理条例》分类处理
	护士	洗手，记录，签名
评价效果	操作	目标明确，方法正确，操作有效
	沟通	态度和蔼，沟通有效，动作熟练，告知患者操作目的及配合方法
	综合	评估准确，仪态大方，沟通良好，思维缜密，应变能力强，职业气质好

图 5-1　温针灸操作流程图

● 【评分标准】

温针灸评分标准见表5-1。

表 5-1　温针灸评分标准

项目	序号	技术操作步骤	分值(分)	备注
仪容仪表	1	仪表端庄，衣帽整洁，态度和蔼，符合职业要求	1	一项不符 -0.5 分
	2	修剪指甲，洗手	1	一项未做 -0.5 分
核对	1	双人核对医嘱	1	未核对不得分
	2	核对患者(两个以上核对点)	1	核对不全 -0.5 分
评估	1	患者：年龄，临床表现，既往史，过敏史，凝血机制，舌苔，脉象，施灸部位皮肤情况，对热、疼痛及气味的耐受程度，心理状况，自理程度，合作程度，女性是否妊娠	5	缺一项 -0.5 分
	2	用物：用物是否齐全，排烟设施性能是否完好	2	一项未评估 -1 分
	3	环境：是否适合本项操作	2	未评估不得分
操作前准备	1	护士：洗手，戴口罩	2	一项未做 -1 分
	2	物品： 车上层：治疗盘、治疗碗(内盛艾炷)、打火机、棉签、无菌毫针、复合碘消毒液、镊子、隔热片、弯盘、免洗手消毒液、执行单； 车下层：医疗、生活垃圾桶，锐器盒； 必要时：毛毯或浴巾、屏风、防火毯	6	缺一项 -0.5 分
	3	患者：协助患者排空小便，取舒适卧位，做好准备	3	一项未做 -1 分
	4	环境：安静整洁、温度适宜、光线充足、用火安全	2	缺一项 -0.5 分
操作过程	1	携用物至床旁，查对患者信息(两个以上查对点)	2	查对不全 -1 分
	2	告知操作目的及注意事项，取得患者配合	2	沟通不全面 -1 分
	3	协助患者取适宜卧位，暴露温针灸部位，注意保暖，必要时用屏风遮挡	2	一项未做 -1 分
	4	遵医嘱确定施灸穴位，口述定位方法	2	定位不准确不得分
	5	查对患者信息	2	查对不全 -1 分
	6	将 2 cm 左右长的艾炷插在针柄上，避免用力过度移动针刺部位	2	操作不当不得分

项目	序号	技术操作步骤	分值(分)	备注
操作过程	7	调整艾炷距离皮肤 2~3 cm	2	距离不合适 –1 分
	8	施灸区放置隔热片	2	未放置不得分
	9	从艾炷下端点燃	2	方法错误不得分
	10	询问患者感受,以感觉温热而不灼痛为度	2	未及时询问 –1 分
	11	及时清除艾灰,防止脱落,告知患者注意事项	2	处理不当 –1 分
	12	查对患者信息	2	查对不全 –1 分
	13	整理用物,洗手	2	未洗手 –1 分
	14	口述:施灸过程中随时观察患者面色、皮肤情况,及时询问患者感受,如有不适,立即停止治疗,对症处理	2	未口述不得分
	15	携用物至床旁,查对患者信息(两个以上查对点)	2	查对不全 –1 分
	16	施灸完毕,移去艾炷,确认艾灰彻底熄灭	2	有艾灰脱落 –1 分
	17	用棉签轻压针孔拔针,按压至不出血为止	3	方法不正确 –1 分
	18	观察患者局部皮肤有无烫伤,针眼处有无出血及肿胀	3	一项不符 –1 分
	19	再次查对患者信息(两个以上查对点)	2	查对不全 –1 分
健康宣教	1	给予患者健康指导,告知相关事项	4	告知不全酌情扣分
操作后处理	1	环境:整理床单位,协助患者穿衣,安排舒适体位,酌情通风	3	一项不符 –1 分
	2	用物:清理用物,根据《消毒技术规范》和《医疗废物管理条例》分类处理	3	未清理用物 –1 分;未分类处理垃圾 –2 分
	3	护士:洗手,记录,签名	4	一项未做 –1 分
效果评价	1	操作:目标明确,操作熟练,施灸穴位准确,患者皮肤无损伤并感觉舒适	4	一项不符 –1 分
	2	沟通:态度和蔼,语言通俗易懂,能针对性进行健康指导,患者满意	4	一项不符 –1 分
	3	综合:评估准确,沟通良好,操作有效,职业气质好	4	一项不符 –1 分

续表

项目	序号	技术操作步骤	分值 (分)	备注
理论提问	1	操作目标、适应证、禁忌证、不良反应的预防及处理	8	回答不全面酌情扣分

【操作记录单】

温针灸中医护理技术操作记录单见表5-2。

表5-2　温针灸中医护理技术操作记录单

科室	床号	日期	起始时间	患者姓名	操作项目	过程观察	效果评价	出现问题	处理措施	护士签名	备注

第六章　吕氏脐药灸技术操作

● 【概念】

吕氏脐药灸是根据中医理论，选用国医大师吕景山教授专用中药脐药灸方剂填敷脐部，施以艾灸，通过发挥经络的联络作用、药物的调节作用和艾灸温阳通脉的作用，达到预防和治疗疾病目的的一种独具特色的操作技术。

● 【理论】

(一) 脐灸的发展

脐灸养生法是对古代"帝王养生""脐疗理论""艾灸理论"和"砭石疗法"的现代传承和发展，它借助现代灸具，结合纳米磁石的红外线辐射，针对性地作用于相关养生穴位。"脐灸养生法"虽然只有一个灸盒、一对灸条、一披艾蓬，但却能够对人体有保健养生功效，形式虽然简单，但一招一式无不体现中国传统养生法的精义。它综合利用了中国传统养生法中的"脐疗法""灸疗法""穴位保健法""砭石法"等诸多绿色自然养生法，是对这些传统养生瑰宝新的传承和发扬。它虽然外在形式简单，内在理论却博大精深，符合中国传统哲学精神"大巧若拙""大繁若简"的精神主旨。

传统医学认为，脐为五脏六腑之根，神元归藏之本，经络之总枢，经气之总汇。从经络学说来看，脐通过五脏六腑联络于全身经脉，有"上之泥丸，下到涌泉"的效力，根据"经脉所通，主治所及"的原则，脐能通全身，故刺激神阙就能对整个机体有激发和调节功能，从而治疗全身疾病。现代医学证明，脐为腹壁最后关闭和最薄处，最有利于药物渗透吸收；现代数学理论证明，脐位于人体黄金点，是调整人体的最佳作用点。

国医大师吕景山教授创造性地提出了"对法"理论。"对法"理论的提出，进一步将经典理论"阴阳"学说与中医的理论和临床实践相结合，以"对"为核心，形成一套融合了理、法、方、穴、术的独特理论体系。运用吕景山教授"吕氏对法"的学术思想，结合临床实践，总结出各型具有针对性的"对药"药物组方，如脐疗安眠方、脐疗培元固本方、脐疗脾胃方、脐疗腰椎方、脐疗温经养颜方等，通过药物对脐的刺激作用，以激发经气，疏通经络、调和气血，调整脏腑阴阳平衡，对消化、呼吸、泌尿、生殖、神经、心血管等系统疾病，如颈肩腰腿痛、风湿与类风湿性关节炎、急性与慢性胃炎、胃溃疡、肠易激综合征、月经不调、痛经、慢性盆腔炎、子宫肌瘤等，均有良好的疗效。

（二）脐灸的特点

脐灸具有绿色自然、简单易行、效果突出等诸多优点，是一种不可多得的现代绿色养生方法。它有以下四大特点。

1. 适应证广

脐灸的功用及适应证非常广泛，对消化、呼吸、泌尿、生殖、神经、心血管系统均有作用，并能增强机体免疫力。它不仅广泛用于治疗内、外、妇、儿、皮肤、五官科疾病，还可达到养生保健的目的。

2. 操作简单方便

脐灸的操作方法非常简便，一般1天1次，不需煎药、服药、注射，也避免了药物被破坏分解和对人体内有关脏器的损害。对那些吃药怕苦、打针怕痛、针灸怕针、服药易吐及不能服药的患者，尤其适宜。

3. 安全、无毒副作用

脐灸直接作用于血液、淋巴系统，刺激经络之气，直达病所，避免了药物对肝脏、肾脏等器官的毒副作用。

4. 价格低廉，节约时间

脐灸每次用量很少，一般2～4贴即可见效。当发生感冒、腹泻、便秘、咳嗽、厌食等常见病症时，在有些情况下，采用脐灸可免去到医院挂号就诊的麻烦，省钱省时。

●【目的】

（一）健脾和胃，升清降浊

脐疗可增强脾胃机能，使升阳得升，浊阴下降，以健脾止泻，和胃降逆。用于胃痛、反胃、痞满、呕吐、泄泻等。

（二）通调三焦，利水消肿

脐疗能激发三焦的气化功能，使气机畅通、经络疏通，能促进代谢，缩减脂肪。用于治疗小便不利、腹水、水肿、肥胖等。

(三) 调理冲任，温补下元

冲为血海，任主胞胎，冲任督带与生殖及妇人的经带、胎、产息息相关，故药物温脐可以调理冲任、理气养血、固经安胎。临床用于妇女月经不调、痛经、带下、崩漏、不孕、黄褐斑、面色萎暗等证。

(四) 通经活络，行气止痛

脐通百脉，温热药贴脐后，能够通经活络、理气和血，达到"通则不痛"。适用于肠麻痹、痹症、手足麻木及诸酸痛症。

(五) 敛汗固表，涩精补虚

脐疗能收敛人体的精、气、神、津，调节脏腑阴阳平衡，调整体质，使气血调畅，营卫通利，帮助入睡。临床常用于治疗自汗、盗汗、带下、久泄、梦遗、滑精、惊悸、失眠等。

(六) 防病驻颜，养生延年

脐为先天之命蒂，后天之气舍，是强壮保健的要穴。脐疗可增强人体抗病能力，有活化细胞、润肤驻颜、紧致肌肤的作用，具有补脾肾、益精气、抗老驻颜之功。用于虚劳诸疾、神经衰弱和预防保健。

● **【适应证】**

(1) 虚寒证：胃痛、痞满、泄泻、便秘、腹胀、胁痛、腹痛、胸痹、中风后胃肠功能不全、闭经、痛经、不孕不育、遗精、早泄、癃闭、遗尿、尿失禁、脱肛、子宫脱垂等。

(2) 瘀血证：头痛、失眠、尪痹、肩周炎、腰痛、项痹等。

● **【禁忌证】**

(1) 严重心脑血管疾病、糖尿病、肿瘤、急性传染病、有出血倾向、全身水肿患者。

(2) 脐周皮肤疾患、酒精及药物过敏者。

(3) 体质虚弱者、女性妊娠期。

【评估】

（1）患者临床表现、既往史、过敏史、凝血机制、体质。

（2）患者脐部及脐周皮肤情况、对热及气味的耐受程度。

（3）女性是否妊娠。

（4）室内环境是否适宜，能否保护患者隐私。

【告知】

（1）在灸之前最好喝一杯温开水。

（2）施灸过程中出现头昏、眼花、恶心、颜面苍白、心慌出汗等不适现象，及时告知护士。

（3）施灸过程中不宜随便改变体位，以免烫伤。

（4）治疗过程中局部皮肤可能出现水疱。

（5）灸后2 h内不要洗澡，注意保暖，不能吹空调，避风寒，饮食宜清淡，好好休息。

【准备】

(一) 护士准备

仪表大方、举止端庄、态度和蔼、衣帽整齐、洗手、戴口罩。

(二) 物品准备

治疗盘、75%酒精、脐疗方剂、打火机、纱布、棉签、艾灸盒、艾条、面碗、粗盐、酒精灯、药勺、毛巾、6 cm×8 cm滤纸、弯盘、灭火瓶、免洗手消毒液。

(三) 患者准备

协助患者排空小便，取舒适卧位，做好准备。

(四) 环境准备

安静整洁、温度适宜、光线充足、用火安全。

【操作方法及步骤】

（1）将脐灸粉倒入容器，加入米醋，调成药丸。

（2）将调好的药丸放入肚脐中。

（3）先将剪孔的纸巾盖在脐灸粉上方。

（4）将脐灸布套在面碗上，收紧拉绳。

（5）点燃制作好的艾塔的底部与顶端，放于面碗中（1壮艾塔大约燃烧15 min）。

（6）待第1壮艾塔烧完后，将第2壮艾塔底部点燃即可，无须点燃顶部。待第2壮艾塔烧完后，以与第2壮同样的方式更换第3壮。以此类推。

（7）艾灸结束后，取下面碗和纸巾，用肚脐贴将药丸固定于脐中5～6 h，使药力被充分吸收。

（8）取下肚脐贴，擦干净肚脐即可（肚脐内可有少量残留，不用清理得太干净）。

● 【常见病治疗】

(一) 药物组成及功效

1. 痛经

五灵脂、乳香、没药、血竭、沉香、丁香、青盐。

功效：调理冲任，温补下元。

2. 胃痛

高良姜、香附、荜茇、荜澄茄、茯苓、白术、白芍、桂枝、砂仁、甘草。

功效：温中散寒，和胃止痛。

3. 失眠

复炒远志、生酸枣仁、炒酸枣仁、夜交藤、夏枯草、半夏、石菖蒲、五味子、太子参、麦冬、肉桂、川黄连。

功效：清热化痰，宁心安神。

4. 腰痛

生黄芪、当归、乳香、赤芍、金银花、没药、续断、杜仲、骨碎补、乌蛇、地龙、细辛。

功效：活血化瘀，通络止痛。

备注：以上脐疗方为吕景山教授经验方，其具体剂量尚未公开。

(二) 脐灸相关反应

1.脐灸时的常见反应

(1) 脐灸时感到腹腔发热, 热透至命门, 并随人的意识而形成气流, 上至百会, 下至涌泉, 并伴有酸、麻、胀、痛等不同感觉, 此为较好的现象, 表示经络通畅。

(2) 脐灸时感觉热至会阴, 表示卵巢功能正常, 任脉通畅。

(3) 夏天脐灸时以出大汗为佳, 而冬天脐灸时以全身微微出汗为佳。

(4) 脐灸时自觉凉风, 表示为寒性体质, 此为正常反应。

(5) 脐灸时有沉感, 自觉身压重石, 表示气血循环不畅, 经络不通。

(6) 脐灸时有肠鸣音或者排气, 表示脐灸促进了肠蠕动, 有助于排出身体的浊气, 为正常反应。

(7) 脐灸时如腹部或后背部较油腻, 代表血液黏稠、血脂高、血液毒素过多, 此为正常反应。

(8) 脐灸时初期体感不明显, 只有少许热感, 代表经络不通, 体内寒邪较重。 如脐灸时只感到半身热, 代表另一侧经络不畅。

(9) 脐灸时各穴位感觉与表征如下。

百会、鱼际、手心、涌泉自感凉风, 表示体内瘀堵, 有寒邪。

三阴交自感凉风, 多表示有妇科疾病。

关节自感凉风, 表示关节内有寒气, 已患或容易患关节炎。

百会自感热风, 表示虚火旺。

鱼际自感热风, 表示肺部有热。

手心自感热风, 表示心肺火旺。

膝盖自感热风, 表示胃火旺。

涌泉自感热风, 表示肾阳虚。

2.脐灸后的常见反应

(1) 脐灸后肚脐发痒表示肠道湿毒外排, 痛则表示肝胆有郁热, 痒并痛则表示肠道的湿与肝胆的郁热并存。

(2) 脐灸后肚脐周围出现米粒大小的水疱, 表示肠道湿寒, 严重的人会在脐周起一圈硬皮。 脐灸后肚脐以下有水疱, 女性表示有妇科疾病, 水疱下若还有红点, 表示炎症较严重; 男性则表示前列腺有问题或有其他男科疾病等。脐灸后肚脐以上有水疱表示脾胃长期运化失调，有胃炎、胃溃疡等。

（3）脐灸后，面色红润而有光泽，皮肤滋润，色斑变淡，痘痘消失，人的心情变得舒畅、放松。这些均是好的现象。

（4）脐灸时手心或足心出冷汗，脐灸后出热汗，是寒邪外出的表现，代表体内寒邪过重。

（5）脐灸后呼吸急促或不顺畅，情绪不稳定，代表心脏功能比较弱，心肌供血不足，血液黏稠度高。

（6）脐灸后肾脏部位有酸痛感，腰酸腰凉，尿量增加，尿色有变化，代表肾功能不佳，肾气不足，多为阳虚。

（7）脐灸后身下部瘙痒，分泌物增加或有血块，表示有妇科疾病、月经不调。脐灸调整时会出现短暂乱经。

（8）脐灸后全身无力或酸痛，表示有痛风，体内有风湿，几次后即可消失。

（9）脐灸后持续出汗，表示体内湿气过重。艾为纯阳之火，能帮助排湿去寒。

（10）脐灸后会感觉口渴，此为上实下虚的症状。建议灸后多喝水，3~5天做1次，其间可配合刮痧、拔罐，脐灸几次后口渴症状会消失。

（11）脐灸后常见的身体感觉与表征如下：①困倦，表示气血不足。经络疏通后需要更多的气血滋养，气血不足则导致脑部缺氧。②身体烫，表示经络有瘀堵现象，热无法渗透。发烫的部位多有问题，比较常见的有按此部位有疼痛感或结节。③身体痒，表示体内有风邪。④身体不热，表示体内寒气较重，寒气与热抵消，因此感觉不到热，也可能是因为身体疲劳、气血虚弱。⑤身体疼痛，表示体内的经气被激发，与病灶的邪气相搏，属正常反应。

（三）常见病症的脐灸治疗方法

1.儿童常见病症的治疗

（1）肠系膜淋巴结炎。

肠系膜淋巴结炎是指由上呼吸道感染引起的回肠、大肠区急性淋巴结炎。

病因：由于远端回肠的淋巴引流十分丰富，回肠、大肠区淋巴结多，上呼吸道感染后，病毒及其毒素沿血液循环到达该区域淋巴结，引起肠系膜或腹膜后淋巴结炎。中医认为是多种原因导致脏腑气机不利，经脉气血阻滞，脏腑经络失养，引起腹痛。

症状：以肚脐周围疼痛为典型特点，一般先有发热、咳嗽等上呼吸道感染症状，然后出现腹痛、恶心、呕吐等表现。多见于 4～15 岁儿童。

治疗用药：解痉散。

功效：解痉散寒，温阳止痛。

疗程：1 个疗程。如 1 个疗程未痊愈，需再做 1 个疗程。建议做 2~3 个疗程。

肠系膜淋巴结炎的病因往往比较简单，脐灸见效迅速。本病治疗以"通"为原则，进行辨证论治。实则泻之，虚则补之，热者寒之，寒者热之，滞者通之，瘀者散之。《医学发明》明确提出了"痛则不通"的病理学说，认为肠腑以通为顺，以降为和，肠腑病变而用通利，因势利导，使邪有出路，腑气得通，腹痛自止，并在治疗上确立了"痛随利减，当通其经络，则疼痛去矣"的思路，对后世产生很大影响。

（2）便秘。

便秘是指大便秘结不通，排便时间延长，或虽不延长但排便困难，多兼腹满胀痛。

病因：大肠传导功能失常，粪便在肠道停留过久，水分被吸收，导致粪便干燥、坚硬，难以排出。中医认为，便秘主要是因为食积化热、病后体虚、气血不足等。

症状：大便排出困难，每次排便时间长或排便间隔时间长，3～5 天排便 1 次，粪便干硬，有时带血。

治疗用药：脾胃散。

功效：促进肠道蠕动，增强脾胃功能，消积化热。

疗程：1 个疗程。如 1 个疗程未痊愈，需再做 1 个疗程。

小儿"脾常不足"，若小儿的脾胃长期处于劳倦状态，得不到休息，会导致小儿便秘。再加上饮食过多，肠胃积热，耗伤津液，或久病之后，损伤正气，肠道蠕动乏力，就更容易便秘。治疗原则是实证以祛邪为主，虚证以养正为先。但小儿便秘皆有虚证表现，因此都要加上健脾之法，以脐灸配合小儿推拿疗效更佳。

(3) 小儿食积。

小儿食积是由喂养不当、内伤乳食、停积胃肠、脾运失司所引起的一种小儿常见的脾胃病症。食积又称积滞。小儿各年龄组皆可发病，但以婴幼儿多见，特别是刚开始添加辅食的孩子。因为这时候孩子的脾胃功能还不健全，突然加入辅食，造成运化不利，很容易食积。

病因：主要是乳食内积，损伤脾胃。

症状：不思乳食，腹胀嗳腐，晨起口臭，大便酸臭、多残渣。

治疗用药：脾胃散。

功效：促进肠道蠕动，增强脾胃功能，消积化热。

疗程：1 个疗程。

(4) 小儿遗尿。

小儿遗尿是指 3 周岁以上的小儿不能自主控制排尿，经常睡中小便自遗，醒后方觉的一种病症。

病因：小儿遗尿的发病机制虽主要在膀胱失于约束，然与肺、脾、肾功能失调，以及三焦气化失司都有关系。其主要病因为肾气不固、脾肺气虚、肝胆湿热。此外，亦可因为小儿自幼缺少教育，没有养成夜间主动起床排尿的习惯，任其自遗，久而久之，形成习惯性遗尿。

症状：①发病年龄在 3 周岁以上。②睡眠较深，不易唤醒，每晚或隔几天就尿床 1 次，甚至每夜遗尿数次。③尿常规及尿培养无异常发现。

治疗用药：止遗散。

功效：补肾、固涩、止遗。

疗程：1 个疗程。如 1 个疗程未痊愈，需再做 1 个疗程。

儿童应该从小培养按时排尿和睡前排尿的良好习惯。对于遗尿患儿，要耐心教育、引导，切忌打骂、责罚，鼓励患儿消除怕羞和紧张情绪，建立战胜疾病的信心。每日晚饭后注意控制其饮水量。在夜间经常发生遗尿的时间前，及时唤醒患儿排尿，坚持训练 1~2 周。

(5) 小儿地图舌。

小儿地图舌为浅层慢性剥脱性舌炎，因舌面同时出现舌乳头的萎缩和恢复，形态各异，常类似于地图而得名。多见于幼儿期和少儿期。

病因：脾胃损伤是引起小儿地图舌的最直接原因。

症状：舌苔剥去一块或剥去几块，或满舌花剥如地图。

治疗用药：脾胃散。

功效：健脾滋阴。

疗程：一般需 3～5 个疗程可以治愈。

小儿地图舌的预防与护理非常重要。日常生活中应注意排除可能诱发地图舌的刺激因素。合理饮食：不食用辛辣的刺激性食物，如辣椒、芥末、胡椒、干姜；羊肉及肥肉亦应忌口；少吃零食；不吃冷饮、冰冻食品；不吃煎炸、熏烤、油腻的食物；多吃富含维生素的食物，如新鲜水果、动物肝脏等，必要时可服用维生素 B。尽量去除口腔内的病灶，保持口腔卫生，用软毛牙刷刷牙。调节情绪也是非常重要的，情绪紧张或过于激动都可能诱发小儿地图舌。另外，还要避免疲劳，保证充足的睡眠。

（6）风热感冒。

风热感冒是小儿时期常见的外感性疾病之一，临床以发热恶寒、咽喉肿痛、化脓、吞咽疼痛、咳嗽为特征。

病因：外感因素和正虚因素。主要病因为感受风热之邪，常兼杂寒、热、暑、湿、燥等，亦有感受时行疫毒所致。小儿在卫外功能减弱时遭遇外邪侵袭，则易感邪发病。

症状：发热重，恶风，有汗或无汗，头痛，鼻塞，流脓涕，打喷嚏，咳嗽，痰黄黏，咽红或肿，口干而渴，舌质红，苔薄白或黄，脉浮数。

治疗用药：上清散。

功效：清热解表。

疗程：一般 1 个疗程内即可痊愈。

风热感冒的基本治疗原则为清热解表。对于反复呼吸道感染患儿应在感冒之后及时调理，改善体质，增强免疫力。

（7）小儿免疫力低下。

小儿免疫力低下是指小儿机体抵抗外来侵袭、维护体内环境稳定性的能力较差，易反复患病且很难治愈的情况。

病因：先天肾气不足，后天脾胃失养或肺气不足。

症状：小儿在一段时间内反复患感冒、扁桃体炎、支气管炎、肺炎等疾病，且很难治愈。

治疗用药：脾胃散。

功效：健脾胃，补气血。

疗程：1 个疗程。如 1 个疗程未痊愈，需再做 1 个疗程。

小儿免疫力低下属于中医讲的正气不足。正气如果不足，则邪气很容易侵入，以致反复感冒，所以提升正气是关键。脾胃为气血生化之源，正气主要是由脾胃产生的，调理脾胃也就是增强正气，提高免疫力。

(8) 小儿口疮。

小儿口疮是指以小儿口腔内黏膜、舌、唇、齿龈、上颚等处发生溃疡为特征的一种常见的口腔疾患。

病因：虚证多由脾胃虚弱所致，实证多由胃火上炎所致。

症状：齿龈、舌、两颊、上颚等处出现黄白色溃疡点，大小不等，甚至满口糜烂，疼痛流涎。重者发热、烦躁、啼哭不安，或见呕吐、腹泻等。

治疗用药：脾胃散。

功效：清热泻火，消积导滞。

疗程：1 个疗程。

本病以两岁以上小儿多见，一般预后良好。小儿火气以胃火为最多。临床发现，小儿突发的口疮多因饮食过多，恣食肥甘厚腻，蕴积生热，或喜吃煎炒炙，内火偏盛，邪热内积心脾，循经上炎口腔，发为口疮。适当调整饮食，加上推拿，可以迅速治愈。在养护上应注意保持口腔卫生，进食后经常漱口。饮食上宜清淡，多食新鲜水果、蔬菜，禁食辛辣、油炸食品，晚餐不要过饱，防止小儿食积生热。

(9) 小儿汗病。

小儿汗病是指小儿由于阴阳失调、腠理不固，而致汗液外泄失常的病症。

病因：素体薄弱、病后体虚、腠理开泄而致。

症状：自汗表现为白昼时时汗出，动则益甚；盗汗表现为寐中汗出，醒后即止。

治疗用药：脾胃散。

功效：补脾益气。

疗程：1 个疗程。如 1 个疗程未痊愈，需再做 1 个疗程。

此病多由阴阳失调、气血不足所致。脾虚易感的儿童通常表现为生长发育较健康儿童差，并且会出现自汗、盗汗、厌食、口臭、面色苍白或萎黄、大便不调（或干燥、不成形）等症状。

2. 成人常见病症的治疗

（1）阳痿。

阳痿是指青壮年男子由于虚损、惊恐、湿热等原因，致使宗筋失养而弛纵，引起阴茎痿弱不起、临房举而不坚或坚而不能持久的一种病症。

病因：比较复杂，但以房劳、频繁手淫为多见。病位在肾，并与脾、胃、肝关系密切。五者中以命门火衰较为多见，而湿热下注较少。

症状：临床表现以阴茎痿弱不起、临房举而不坚或坚而不能持久为主。阳痿常与遗精、早泄并见。常伴有神疲乏力，腰酸膝软，头晕耳鸣，畏寒肢冷，阴囊、阴茎冷缩或局部冷湿，精液清稀冰冷，精少或精子活力低下，或会阴部坠胀疼痛，小便不畅、滴沥不尽，或小便清白、频多等。

治疗用药：强根散。

功效：补肾温阳，滋阴固本。

疗程：1个疗程。如1个疗程未痊愈，需再做1个疗程。

（2）慢性盆腔炎。

慢性盆腔炎是女性生殖器官及其周围结缔组织、盆腔腹膜受细胞侵袭而发生的炎症的统称。

病因：慢性盆腔炎多由急性盆腔炎治疗不彻底所致。

症状：常见下腹痛、腰酸、腰骶部酸痛，有时伴肛门坠胀感，在劳累、性交后及经前可加重，白带增多，痛经或月经过多，个别患者原发或继发不孕。

治疗用药：妇宁散。

功效：清热，利湿，消炎。

疗程：1个疗程。如1个疗程未痊愈，需再做1个疗程。

（3）痛经。

凡在经期或经行前后，出现周期性小腹疼痛，或痛引腰骶，甚至剧痛晕厥，称为痛经，亦称经行腹痛。

病因：本病的发生与冲任二脉、胞宫的周期性生理变化密切相关。主要病机在于邪气内伏或精血素亏，更值经期前后冲任二脉气血的生理变化急骤，导致胞宫的气血运行不畅，"不通则痛"，或胞宫失于濡养，"不荣则痛"，故使痛经发作。

症状：本病以伴随月经来潮而周期性小腹疼痛作为辨证要点，根据其疼痛发生的时间、部位、性质、喜按或拒按等不同情况，明辨其虚实寒热，在气在血。一般痛在经前，多属实；痛在经后，多属虚；痛胀俱甚、拒按，多属实；隐隐作痛、喜揉喜按，多属虚。其治疗原则以通调气血为主。

治疗用药：暖宫散。

功效：温补肾阳，暖宫止痛。

疗程：1个疗程。如1个疗程未痊愈，需再做1个疗程。

（4）月经过少。

月经过少指月经周期正常，经量明显少于既往，经期不足两天，甚至点滴即净，亦称经水涩少、经量过少。

病因：主要由精亏血少、冲任不调、气血不足，或寒凝瘀阻、冲任气血不畅、血海满溢不多而致。

症状：①血虚型。经行量少，不日即净或点滴即止，经色淡红、质稀，头晕眼花，心悸失眠，皮肤不润，面色萎黄，舌淡，苔薄，脉细无力。②血寒型。经行量少，经色黯红，小腹冷痛，得热痛减，畏寒肢冷，面色青白，舌黯，苔白，脉沉紧。③血瘀型。经行涩少，经色紫黑，有血块，小腹刺痛、拒按，血块下后痛减，或胸胁胀痛，舌紫黯或有瘀斑紫点，脉涩有力。

治疗：

①血虚型。

用药：理经散。

功效：行气活血，理经散结。

疗程：1个疗程。如1个疗程未痊愈，需再做1个疗程。

②血寒型。

用药：暖宫散。

功效：温补肾阳，暖宫止痛。

疗程：1个疗程。如1个疗程未痊愈，需再做1个疗程。

③血瘀型。

用药：石瘕散。

功效：活血化瘀，软坚散结。

疗程：1 个疗程。如 1 个疗程未痊愈，需再做 1 个疗程。

● 【护理及注意事项】

(一) 沟通及护理要点

（1）告知患者初始用药时，尤其在使用寒凉或走窜药时可出现腹部不适或隐痛感。

（2）随时询问患者感受，若皮肤有发红、丘疹、水疱、瘙痒等现象，立即停止治疗，及时通知医生对症处理。

（3）治疗期间，禁烟、酒，不宜进食寒凉、辛辣刺激及牛、羊肉等食物。

(二) 不良反应的预防及处理

1. 烫伤的预防及处理

（1）施灸时灸头应与皮肤保持适当距离，切忌接触皮肤。

（2）施灸过程中，随时询问患者感受，及时调整艾条与皮肤距离，以患者能耐受为度。

（3）如不慎烫伤，水疱较小者不必处理，可自行吸收；水疱较大者用无菌注射器抽吸液体，做好换药工作，预防感染。

2. 过敏的预防及处理

（1）评估患者过敏史。

（2）观察局部皮肤，如有丘疹、发痒或局部肿胀等现象，立即停止脐疗。

（3）遵医嘱给予抗过敏药物内服或外用。

3. 热晕厥的预防及处理

（1）施灸前嘱患者适量饮水。

（2）如患者出现晕厥，立即停止施灸，微通风，必要时掐人中、拿合谷、按涌泉，促其苏醒。

● 【操作流程图】

吕氏脐药灸操作流程图见图6-1。

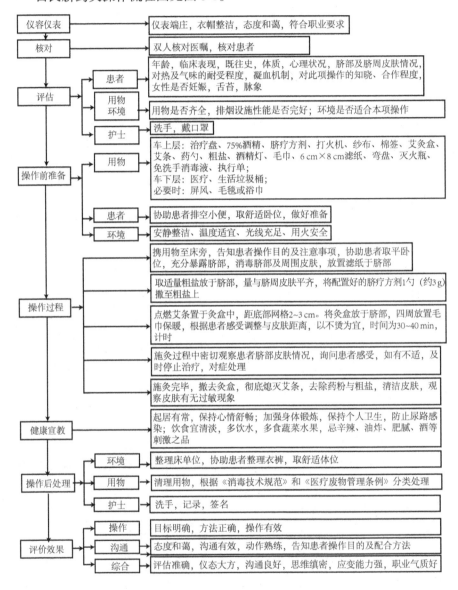

仪容仪表		仪表端庄，衣帽整洁，态度和蔼，符合职业要求
核对		双人核对医嘱，核对患者
评估	患者	年龄、临床表现、既往史、体质、心理状况、脐部及脐周皮肤情况，对热及气味的耐受程度、凝血机制，对此项操作的知晓、合作程度，女性是否妊娠、舌苔、脉象
	用物环境	用物是否齐全，排烟设施性能是否完好；环境是否适合本项操作
	护士	洗手，戴口罩
操作前准备	用物	车上层：治疗盘、75%酒精、脐疗方剂、打火机、纱布、棉签、艾灸盒、艾条、药勺、粗盐、酒精灯、毛巾、6 cm×8 cm滤纸、弯盘、灭火瓶、免洗手消毒液、执行单；车下层：医疗、生活垃圾桶；必要时：屏风、毛毯或浴巾
	患者	协助患者排空小便，取舒适卧位，做好准备
	环境	安静整洁、温度适宜、光线充足、用火安全
操作过程		携用物至床旁，告知患者操作目的及注意事项，协助患者取平卧位，充分暴露脐部，消毒脐部及周围皮肤，放置滤纸于脐部
		取适量粗盐放于脐部，量与脐周皮肤平齐，将配置好的脐疗方剂1勺（约3 g）撒至粗盐上
		点燃艾条置于灸盒中，距底部网格2~3 cm。将灸盒放于脐部，四周放置毛巾保暖，根据患者感受调整与皮肤距离，以不烫为宜，时间为30~40 min，计时
		施灸过程中密切观察患者脐部皮肤情况，询问患者感受，如有不适，及时停止治疗，对症处理
		施灸完毕，撤去灸盒，彻底熄灭艾条，去除药粉与粗盐，清洁皮肤，观察皮肤有无过敏现象
健康宣教		起居有常，保持心情舒畅；加强身体锻炼，保持个人卫生，防止尿路感染；饮食宜清淡，多饮水，多食蔬菜水果，忌辛辣、油炸、肥腻、酒等刺激之品
操作后处理	环境	整理床单位，协助患者整理衣裤，取舒适体位
	用物	清理用物，根据《消毒技术规范》和《医疗废物管理条例》分类处理
	护士	洗手，记录，签名
评价效果	操作	目标明确，方法正确，操作有效
	沟通	态度和蔼，沟通有效，动作熟练，告知患者操作目的及配合方法
	综合	评估准确，仪态大方，沟通良好，思维缜密，应变能力强，职业气质好

图6-1 吕氏脐药灸操作流程图

● 【评分标准】

吕氏脐药灸评分标准见表6-1。

表6-1　吕氏脐药灸评分标准

项目	序号	技术操作步骤	分值(分)	备注
仪容仪表	1	仪表端庄，衣帽整洁，态度和蔼，符合职业要求	1	一项不符 -0.5分
	2	修剪指甲，洗手	1	一项未做 -0.5分
核对	1	双人核对医嘱	1	未核对不得分
	2	核对患者(两个以上核对点)	1	核对不全 -0.5分
评估	1	患者：年龄，临床表现，既往史，体质，过敏史，凝血机制，舌苔，脉象，脐部及脐周皮肤情况，心理状况，对热及气味的耐受程度，对此项操作知晓、合作程度，女性是否妊娠	5	缺一项 -0.5分
	2	用物：用物是否齐全，排烟设施性能是否完好	2	一项未评估 -1分
	3	环境：是否适合本项操作，保护隐私	2	未评估不得分
操作前准备	1	护士：洗手，戴口罩	2	一项未做 -1分
	2	用物： 车上层：治疗盘、75%酒精、脐疗方剂、打火机、纱布、棉签、艾灸盒、艾条、粗盐、酒精灯、药勺、毛巾、6 cm×8 cm滤纸、弯盘、灭火瓶、免洗手消毒液、执行单； 车下层：医疗、生活垃圾桶； 必要时：屏风、毛毯或浴巾	6	缺一项 -0.5分
	3	患者：协助患者排空小便，取舒适卧位，做好准备	2	一项未做 -0.5分
	4	环境：安静整洁、温度适宜、光线充足、用火安全	3	缺一项 -1分
操作过程	1	携用物至床旁，查对患者信息(两个以上查对点)	2	查对不全 -1分
	2	告知患者操作目的及注意事项，做好解释工作，取得合作	3	沟通不全面 -1分

项目	序号	技术操作步骤	分值(分)	备注
操作过程	3	协助患者取平卧位，充分暴露脐部，注意保暖，必要时用屏风遮挡	3	一项未做 −1 分
	4	用 75% 酒精棉签消毒脐部及周围皮肤两次，范围为 8 cm×8 cm	2	消毒不规范 −1 分
	5	放置滤纸于脐部	2	未放置不得分
	6	取适量粗盐放于滤纸上，量与脐周皮肤平齐	2	未放置粗盐不得分
	7	将配置好的脐疗方剂 1 勺 (约 3 g) 放于粗盐上	2	方法不正确 −1 分
	8	点燃艾条置于灸盒中，距底部网格 2~3 cm	2	距离不正确 −1 分
	9	将灸盒放于脐部，询问患者感受，以局部温热为度	2	方法不当 −1 分
	10	四周放置毛巾保暖	2	未放置毛巾 −1 分
	11	边操作边口述：调整艾条与皮肤距离，随时询问患者感受，以不烫为宜，时间为 30~40 min	2	未口述 −1 分；未询问患者 −1 分
	12	计时，告知注意事项	2	一项未做 −1 分
	13	查对患者信息	2	查对不全 −1 分
	14	整理用物，洗手	2	未洗手 −1 分
	15	口述：施灸过程中随时观察患者脐部皮肤情况，询问患者感受，调整艾条距离，防止烫伤，如有不适，及时停止治疗，对症处理	2	口述不全 −1 分；未口述不得分
	16	携用物至床旁，查对患者信息 (两个以上查对点)	2	查对不全 −1 分
	17	确认施灸完毕，撤去灸盒，熄灭艾条，以滤纸包裹去除药粉与粗盐	2	方法不当 −1 分
	18	用纱布清洁局部皮肤，观察有无烫伤，以及丘疹、发痒或局部肿胀等过敏现象	2	未清洁 −1 分；未观察 −1 分
	19	再次查对患者信息 (两个以上查对点)	2	查对不全 −1 分
健康宣教	1	给予患者健康指导，告知相关事项	4	告知不全酌情扣分

续表

项目	序号	技术操作步骤	分值(分)	备注
操作后处理	1	环境：整理床单位，协助患者穿衣，合理安排体位，酌情通风	3	一项不符 −1分
	2	用物：清理用物，根据《消毒技术规范》和《医疗废物管理条例》分类处理	3	未清理用物 −1分；未分类处理垃圾 −2分
	3	护士：洗手，记录，签名	4	一项未做 −1分
效果评价	1	操作：目标明确，方法正确，患者皮肤无损伤并感觉舒适	4	一项不符 −1分
	2	沟通：态度和蔼，语言通俗易懂，告知药物作用及注意事项	4	一项不符 −1分
	3	综合：评估准确，沟通良好，动作熟练，操作有效，职业气质好	4	一项不符 −1分
理论提问	1	操作目标、适应证、禁忌证、不良反应的预防及处理	8	回答不全面酌情扣分

● 【操作记录单】

吕氏脐药灸中医护理技术操作记录单见表6-2。

表6-2　吕氏脐药灸中医护理技术操作记录单

科室	床号	日期	起始时间	患者姓名	操作项目	过程观察	效果评价	出现问题	处理措施	护士签名	备注

参考文献

[1] 袁宇红，赵敏，李涛，等.平衡火罐技术操作规范探析 [J].新中医，2023，55(03)：204-207.

[2] 陈晨，陆丽明.针灸真实世界研究方法与实践 [J].中山大学学报（医学科学版），2023，44(01)：4-9.

[3] 岗卫娟，费宇彤，刘建平，等.提升针灸研究质量：现状、问题、思考和展望 [J].中国针灸，2023，43(01)：3-7.

[4] 王文远，王晓辉，于波，等.现代平衡针灸学科创立的历史背景和发展脉络 [J].人民军医，2021，64(12)：1239-1240+1244.

[5] 王文远，王晓辉，刘文华，等.现代平衡针灸创新技术有关情况介绍 [J].人民军医，2021，64(12)：1241-1242.

[6] 王文远，刘文华，毛效军，等.现代平衡针灸学科创新发展刍议 [J].人民军医，2021，64(12)：1248-1249.

[7] 邓立春.颈夹脊穴浅刺治疗颈型颈椎病的疗效观察 [J].北京中医药大学学报，2012，13(7)：195.

[8] 王慧欣，张广清.艾灸促进腹部术后胃肠功能恢复的研究进展［J］.光明中医，2017，32(9)：1372-1374.

[9] 杨引弟.平衡火罐中医护理技术的临床应用 [J].实用临床护理学电子杂志，2017，2(04)：180+183.

[10] 罗荣，黄迪君，杨运宽，等.闪罐疗法的操作技术和应用 [J].中国针灸，2008，28(S1)：20-21.

[11] 朱兵.拔罐疗法：亘古与永恒 [J].陕西中医药大学学报，2019，42(05)：1-4+15.

[12] 周英淑仪，余丹妮，董佳倩，等.本科实习护生中医护理临床实践的真实体验研究 [J].中医药管理杂志，2021，29(10)：206-209.

[13] 包月.临床中医护理技术操作指南 [M].济南：山东科学技术出版社，2019.

[14] 魏雪红，李卫强．中医特色诊疗技术护理规范研究 [M]. 阳光出版社，2019.

[15] 周杰．实用中医护理技术与临床应用 [M]. 天津科学技术出版社，2019.

[16] 杨龙娜．实用临床中医护理技术概要 [M]. 天津：天津科学技术出版社，2019.

[17] 刘乃刚，刘福水．艾灸传统疗法速查 [M]. 江苏凤凰科学技术出版社，2019.

[18] 刘明军．精准取穴巧艾灸·去除寒、湿、毒，健康畅无阻 [M]. 长春：吉林科学技术出版社，2019.

[19] 吕素珍．当代实用中医护理技术 [M]. 长春：吉林科学技术出版社，2018.

[20] 李丽娟，赵丙花，贾海威．临床常见中医护理及技术 [M]. 北京：科学技术文献出版社，2018.

[21] 张晓英，王艳云，南莎莎．实用中医护理技术教程 [M]. 太原：山西科学技术出版社，2018.

[22] 李志刚．按摩、刮痧、拔罐、艾灸祛病痛 [M]. 长春：吉林科学技术出版社，2018.

[23] 吕美珍．常用中医护理技术 [M]. 济南：山东人民出版社，2020.

[24] 孙作乾，洪珍兰，张志明．中医护理技术 [M]. 华中科学技术大学出版社，2020.